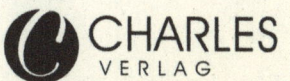

CHARLES
VERLAG

Carolin Sandner

»Hauen Sie sich auf die Flöte und singen Sie!«

Einblicke in den Alltag einer Logopädin

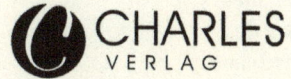

Sandner, Carolin: »Hauen Sie sich auf die Flöte und singen Sie!« Einblicke in den Alltag einer Logopädin

1. Auflage 2020
ISBN: 978-3-948486-04-4

Dieses Buch ist auch als eBook erhältlich und kann über den Handel oder den Verlag bezogen werden.
ePub-eBook: ISBN 978-3-948486-06-8

Lektorat: Silke Starodubetz
Korrektorat: Judith Hanke
Umschlaggestaltung: © Annelie Lamers

Bibliografische Information der Deutschen Nationalbibliothek:
Die Deutsche Nationalbibliothek verzeichnet diese Publikation in der Deutschen Nationalbibliografie; detaillierte bibliografische Daten sind im Internet über https://dnb.d-nb.de abrufbar.

Der Charles Verlag ist ein Imprint der Bedey Media GmbH, Hermannstal 119k, 22119 Hamburg und Mitglied der Verlags-WG: www.verlags-wg.de

Inhalt

Über dieses Buch

Zu meinem Entsetzen muss ich gestehen, dass sie auch vor mir nicht Halt macht, die »Relative Artikellosigkeit«, wie ich sie zu nennen pflege. Kürzlich bin ich mit einer Bekannten aus Essen spazieren gegangen. Da ich lange Zeit in Essen gelebt und gearbeitet habe, kenne ich mich gut aus in der Stadt. Wir haben uns über den goldenen Oktober unterhalten. Sie hat berichtet, dass ihre Tochter auf einem Kindergeburtstag im Hallenbad war, und das bei achtundzwanzig Grad.

»Die Ärmste, hatte Grugabad nicht mehr auf?«, habe ich voller Mitleid gerufen. Noch während ich es ausgesprochen habe, habe ich mich meiner Wortwahl geschämt. Wohin ist der Artikel denn plötzlich verschwunden? Das bekannte Essener Freibad hat leider ohne einen Artikel meinen logopädischen Mund verlassen. Zum Glück hat die Bekannte meinen Fauxpas entweder nicht bemerkt oder gekonnt darüber hinweggesehen. Auf jeden Fall hat sie so getan, als wäre nichts gewesen, und ganz normal weiter gesprochen.

In den nächsten Wochen habe ich angefangen, mein sprachliches Umfeld zu reflektieren. Bin ich etwa Opfer von Spiegelneuronen geworden, sprich, habe ich ganz unbewusst die Ausdrucksweise meines Umfeldes zu meiner eigenen gemacht?

Was sich mir geboten hat, hat mir Angst eingejagt.

Mir ist bewusst geworden, dass meine Kinder nicht nur einander, sondern auch uns Eltern mit »Alter« ansprechen, wobei mein Sohn als »cooler Junge« das Wort »Alter« sogar regelrecht inflationär zu gebrauchen scheint. Selbst anstelle von »Danke« sagt er »Alter«, übrigens ebenso wie seine kleinen Kumpel.

Auf dem Schulhof bin ich auf eine Zehnjährige getroffen, die meinem Sechsjährigen »Alter, geh mal dein Mutter!« befohlen hat.

Kein Wunder, dass da einiges schiefläuft!

Generell stelle ich mir immer häufiger die Frage: Verändert sich die deutsche Sprache gerade so stark oder werde ich bloß alt? Vielleicht ist es im besten Fall eine Mischung aus beidem.

Von meiner Tochter muss ich mir neuerdings erklären lassen, dass ein »Prank« ein Streich ist, und eine Leserin beurteilt eine meiner Kurzgeschichten mit: »Ich feiere dich gerade richtig hart.«

Hart kann für mich vieles werden, aber eine Feier? Außerdem, bedarf das Wort feiern nicht eines Objektes? Den Geburtstag oder das Jubiläum? Seit wann feiert man Personen?

Trotz – oder gerade wegen – aller persönlichen Betroffenheit, schnüre ich weiter täglich tapfer meine Stiefel und kämpfe mich beruflich durch den Dschungel sämtlicher sprachlicher Abwegigkeit.

In nunmehr fünfzehn Jahren habe ich – so habe ich ausgerechnet – inzwischen mehr als elftausend Therapien durchgeführt und tiefe Einblicke in den Sprachgebrauch der Menschen sowie in die Abgründe ihrer Seelen gewinnen können. Als Logopädin ist man nicht nur Sprach-, Sprech-, Stimm- und Schlucktherapeutin, nein, man ist auch Sozialarbeiterin, Arzthelferin, Alten- und Kinderpflegerin, Erzieherin, Lehrerin, Psychologin, Bürokauffrau, Apothekerin und manchmal sogar Freundin. Von einigen Erlebnissen möchte ich in diesem Buch berichten, in der Hoffnung, dem Leser das Berufsfeld des Logopäden und auch die möglichen sprachlichen Abwege der Menschheit näherzubringen. Manchmal ist das erheiternd, andere Male bestürzend oder traurig – lesen Sie selbst.

»Du liegst mir am Herzen«

An einem verregneten Aprilnachmittag sitze ich in der Musikschule und verhandle gerade mit der Lehrerin, ob mein Kind von Blockflöte zu Keyboard wechseln soll, als ich plötzlich aus dem Nebenzimmer leicht schief gespielte, bekannte Klänge vernehme:

Du, du liegst mir am Herzen, du, du liegst mir im Sinn.
Du, du machst mir viel Schmerzen,
weißt nicht, wie gut ich dir bin!

Das weckt Erinnerungen, andächtig halte ich inne und lasse meine Gedanken zurück driften ins Jahr 2003 …

Als frisch examinierte Logopädin flattert mir eine Anmeldung für einen Hausbesuch auf den Tisch. Globale Aphasie steht da. Mist, denke ich; denn das bedeutet, dass neben dem Sprechen wahrscheinlich auch noch die drei anderen Modalitäten Schreiben, Lesen und Verstehen bei diesem Patienten betroffen sind. Für eine Berufsanfängerin keine einfache Diagnose.

Ich greife direkt zum Hörer und vereinbare mit der sehr freundlichen alten Dame am Telefon einen Termin für den nächsten Tag.

Die Familie wohnt in einem Einfamilienhaus. Gleich nebenan wohnt die Tochter, die ihre Eltern nun mitversorgt, da die Mutter ebenfalls gesundheitlich beeinträchtigt ist.

Das Wohnzimmer ist zum Krankenzimmer umgebaut worden, alles ist sehr beengt. An den Wänden befinden sich altbackene Zinnteller, kleine Figürchen zieren die Fensterbänke. Altmodisch, ja, aber dennoch liebevoll.

Nach kurzer Zeit stelle ich fest, dass der Fall noch schwerer ist, als ich dachte. Der Patient ist weder wach noch ansprechbar. Er hat einen Blasenkatheter und muss künstlich über eine Sonde ernährt werden.

Klein und zerbrechlich wirkt er in dem riesigen Bett, sein schütteres, graues Haar steht wirr ab. Neben seinem Pflegebett steht ein Rollstuhl. Ob er den wohl noch benutzen kann? Sieht im Moment nicht danach aus. Sämtliche Versuche, den Patienten aufzuwecken, scheitern. Er schläft den Schlaf der Gerechten. Also führe ich die Anamnese, die Besprechung der Vorgeschichte, mit der Ehefrau durch und kläre auch ab, ob eine Mobilisation möglich ist, sprich, ob man den Patienten in den Rollstuhl hieven kann. Glücklicherweise ist dem so.

Ich erbitte, die nächste Therapiestunde mit dem Patienten am Tisch durchführen zu dürfen.

In der Woche darauf staune ich nicht schlecht. Die Familie ist meiner Bitte nachgekommen. Der Patient sitzt wie gewünscht im Rollstuhl am Tisch und harrt der Dinge, die da kommen. Oder auch nicht. Seine Ehefrau, ebenfalls im Rollstuhl, sitzt ihm gegenüber und blickt mich erwartungsfroh an. Im Gegensatz zu ihrem Mann, der abwesend in die

Ferne stiert. Nach eingehender logopädischer Untersuchung kann ich die Diagnose Globale Aphasie untermauern, ziehe zusätzlich auch noch einen dementiellen Prozess in Betracht.

»Der Patient hat Läuse UND Flöhe«, hat unser Professor immer gesagt. Trifft in diesem Falle zu. Was also nun? Getreu meinem Lebensmotto »Singen hilft immer« mache ich mir die sensationelle Fähigkeit des Gehirns zunutze, Sprache mittels Melodie zu produzieren. An dieser Stelle sei kurz erklärt: Sprache ist links-, Musik rechtshemisphärisch – also in der linken bzw. rechten Gehirnhälfte – gespeichert. Das bedeutet, dass wir Logopäden, gleichsam einer Wunderheilung, mit einem Patienten, der spontansprachlich nichts mehr oder nur sehr wenig von sich geben kann, durchaus Lieder singen können, und der Patient die Strophen dann auch mitsingt. Das eine macht die linke, das andere die rechte Hirnhälfte. Zum allerersten Mal durfte ich das im ersten Semester als Hospitantin miterleben. Der Patient, der spontansprachlich nur noch »A-A-A« hervorbrachte, schmetterte voller Begeisterung »Ein Jäger aus Kurpfalz«. Der behandelnde Therapeut war von Stund' an für mich Seine Majestät. Mittlerweile habe ich dieses Phänomen selbst unzählige Male hervorgerufen.

Ich überlege kurz – der Patient wurde in den Zwanzigern geboren, welches Lied passt? – und entscheide mich für »Du, du liegst mir am Herzen«.

Die Ehefrau und ich beginnen, der Patient stimmt mit ein, und wir singen sämtliche Strophen mehrfach durch. Kurzfristig sucht er sogar Blickkontakt mit seiner Frau. Diese ist völlig ergriffen, ihr laufen die Tränen, als sie die Hand ihres Mannes nimmt.

»Ich habe seine Stimme seit Wochen nicht mehr gehört, er redet ja gar nicht mehr mit mir. Es ist, als ob er gar nicht mehr anwesend ist. Und jetzt dieses schöne Lied. Ich weiß gar nicht, wie ich Ihnen danken kann!«

Ich bin auch ganz gerührt, verbringe das Wochenende mit diesem warmen Gefühl um mein Herz. Am Montag finde ich eine kurze Notiz auf meinem Schreibtisch. Der Hausbesuch wurde abgesagt, der Patient ist am Wochenende verstorben …

Die Sache mit dem »CH«

Wann immer ich in einer Erstdiagnostik einen »Chitismus« feststelle, also das Unvermögen, den Laut »CH« auszusprechen, bereite ich mich innerlich darauf vor, dass es kein leichter Weg werden wird.

In fünfzehn Jahren Berufserfahrung habe ich gelernt, dass das »CH« mit am schwersten zu behandeln ist, da es am hartnäckigsten falsch ausgesprochen wird. Eine von mir sehr geschätzte, erfahrene Logopädin hat einmal gesagt: »Ein Chitismus ist eine Ich-Störung«. Das Wort »Ich« kann nicht ausgesprochen werden. Dem stimme ich zu. Ich habe auch die Erfahrung gesammelt, dass die Kinder mit Chitismus oft wenig Selbstbewusstsein, vor allem aber wenig Störungsbewusstsein haben, weswegen ihnen gar nicht bewusst ist, dass sie überhaupt etwas falsch aussprechen. Es gibt diverse Möglichkeiten, das »CH« falsch auszusprechen:

- lateral (Luft entweicht über die Zungenseitenränder aus den Wangen; Heilungschance wie bei allen lateralen Problematiken eher nicht so gegeben, aber nicht komplett ausgeschlossen. Ich habe es einige Male erfolgreich korrekt anbahnen können)
- interdental (in etwa wie das englische TH)
- als »SS«

Egal, welche Möglichkeit der kleine Patient gewählt hat, es ist ein hartes Stück Arbeit für mich.

Wenn ich das »CH« erfolgreich angebahnt habe (»Die Hexe kichert chichichi«, oder über ein geflüstertes »JA«), schlage ich bereits drei Kreuze, denn nicht in jedem Fall kommt es sonderlich schnell hierzu.

Dann schiebt sich mir direkt die nächste Hürde in den Weg, denn außer »Chinese« gibt es im Deutschen kaum ein Wort, das mit »CH« beginnt, und einen neuen Laut übt man eigentlich am besten im Anlaut. Das bedeutet also, dass man das »CH« sofort im Inlaut üben muss, wie zum Beispiel in »Trichter«, »Becher«, »Veilchen« und so weiter.

Dieser Überwindungsprozess ist für den Großteil der Kinder zu schwierig, weswegen nahezu alle meine kleinen Patienten dann von einem »Veilsschen« oder einem »Bess-cher« sprechen. Man kann Wetten darauf abschließen.

In nicht gerade wenigen Fällen habe ich irgendwann völlig genervt und entmutigt aufgegeben und zunächst einen anderen Laut behandelt, um mir das Sahnehäubchen »CH« für den Schluss aufzusparen. An dieser Stelle möchte ich aber erwähnen, dass mir gerade kein Fall einfällt, den ich als hoffnungslos entlassen hätte. Es dauert nur halt seine Zeit.

Eine Entwicklung in die falsche Richtung, also dass bereits erlernte Laute plötzlich nicht mehr artikuliert werden können, gibt es auch manchmal.

Ich erinnere mich an einen Jungen, mit dem ich zunächst das »K« und dann das »SCH« üben musste. Am Ende konnte er beide Laute. Das »SCH«

bereitete ihm so viel Freude, dass er es direkt universal einsetzte und quasi »verlernte«, das »CH« richtig zu bilden und stattdessen ein »SCH« benutzte. Man spricht in diesem Fall von einer Übergeneralisierung, die aber durchaus normal sein kann. Die Mutter rief mich völlig entsetzt an.

»Der Christopher spricht wie Howard Carpendale. Isch liebe disch. Ich bin völlig entsetzt, ich hab ihm schon x-mal gesagt, er soll richtig reden, aber er kann es gar nicht.«

In diesem Fall reichten aber ein paar abschließende Einzelstunden zum Thema »CH« und der Laut fluppte wieder. Er war ja immerhin bereits in der Vergangenheit korrekt artikuliert worden.

Besonders brenzlig wird es, wenn die Mutter (die ja in jedem Fall meine Co-Therapeutin ist; neue Laute müssen täglich geübt werden, denn ich ziehe bei keinem Patienten ein und übernehme den Job) selbst in der Realisation ihres »CH« Auffälligkeiten aufweist.

Seitdem ich im Kreis Viersen lebe, also im Rheinischen, habe ich mehr als einmal meinen Ohren nicht getraut, und ich musste tief durchatmen, um Zeit zu gewinnen.

»Kevin, dat iss keine Kirsse, dat is ne Kirsche. Und dat iss auch kein Besser, dat iss en Bescher.«

Oha. Am besten belässt man es in diesem Falle doch beim einmaligen wöchentlichen Üben. Und zwar bei mir.

Jens

Meine Praxischefin kommt mit einer Anmeldung in der Hand in meinen Therapieraum.

»Carolin, ein recht junger Mann hat sich angemeldet, keine vierzig. Die Diagnose lautet Glioblastom. Traust du dir das zu?«

Ein Glioblastom ist ein bösartiger Hirntumor. Der Krankheitsverlauf ist in jedem Fall tödlich. Da ein naher Verwandter von mir daran gestorben ist, weiß ich genau, was auf mich zukommen wird, nicke aber trotzdem. Oder vielleicht genau deswegen.

Einige Tage später betrete ich zum ersten Mal die Wohnung der Familie T. und fühle mich auf Anhieb wohl. Helle, freundliche Räume, viele Menschen um das Pflegebett, welches mitten im Wohnzimmer steht, versammelt. Ein hübscher, noch junger Mann mit Glatze winkt mir lachend entgegen. Seine braunen Augen wirken ohne die Haare noch viel größer, als sie ohnehin schon sind. Eine riesige Narbe, wahrscheinlich von seiner Operation, verläuft quer über den Kopf.

Nach und nach lerne ich: Die quirlige rothaarige Frau mit den Locken ist seine Frau, die Teenager-Tochter hat sie mit in die Ehe gebracht und der redselige ältere Herr, der Jens' Hand immer wieder hält und ihn von vorne bis hinten umsorgt, ist sein Vater.

Alle drei erweisen sich in den nächsten Wochen als super Co-Therapeuten, die extrem viel mit Jens üben.

Jens selbst ist ein kerniger, lebhafter Dachdecker. Er erzählt mir in knappen Worten und mit dem unverkennbaren Ruhrpottslang, was passiert ist.

»Mitten beim Arbeiten wurde mir auf einmal schwindelig, und dann bin ich vom Dach gefallen, einfach so. Ich bin noch nie vom Dach gefallen.«

Zwischendurch sucht er immer mal wieder nach einem Wort, pausiert, redet dann aber flüssig weiter.

Seine Frau kommt ihm zu Hilfe.

»Wir haben ja alle am Anfang gar nicht verstanden, was da los ist. Wir dachten, ein Arbeitsunfall, okay. Aber Jens ist wirklich der Letzte, der vom Dach fällt. Er muss das Bewusstsein verloren haben. Die haben den im Krankenhaus in die Röhre geschoben und dann kam diese Scheißdiagnose!«

Ich nicke stumm. Welch ein Schicksal.

Zweimal in der Woche soll ich nun mit Jens eine Sprachtherapie durchführen, obwohl er keine klassische logopädische Diagnose hat. Der Tumor, der inoperabel ist, wächst rasend schnell und drückt mit ganzer Kraft auf das Sprachzentrum. Alle Hoffnung wird in mich gesetzt, und zwar nicht, weil die Familie damit rechnet, dass sein Sprachvermögen zurückkehren wird, sondern – und das habe ich schon unglaublich oft als Logopädin erlebt – weil ich der Anker zurück ins Leben, in die »alte Welt«, bin. Solange ich komme, ist der Tod nicht greifbar. Stattdessen wird das Sprechen geübt, etwas völlig praktisches und alltagskompatibles.

Ich gebe Woche für Woche mein Bestes. Mein Ex-Freund ist Dachdecker, das erweist sich als glückliche Fügung. Wenn ich mit Jens über Doppelendorte an geschieferten Dächern rede, geht ein Strahlen über sein Gesicht. Doch auch die geballte Ladung Optimismus, die ich mitbringe, die seine Frau, die übrigens Krankenschwester ist, an den Tag legt, die der Vater versucht, aufzubringen, können das Schicksal nicht abwenden. Jens wird von Tag zu Tag schwächer, sein gewinnendes Lächeln erscheint zunehmend seltener auf seinem Gesicht und die Wortfindungsstörungen nehmen von Mal zu Mal zu. Jens nimmt es nicht leicht, seine Frustration und auch seine Trauer sind ihm deutlich anzusehen, wenn er wieder einmal höchstens eine Automarke nennen konnte oder nur ein Getränk und nicht, wie ganz am Anfang noch, fünf oder wenigstens drei.

Wortabruf kann man über semantische Kategorien trainieren, wie eben gerade genannte oder auch Tiere, Obst, Gemüse, usw.

Automatisierte Reihen klappen bei ihm zunächst noch, so kann er mit ein bisschen Starthilfe die Wochentage aufzählen, die Monate und auch noch zählen. Doch auch diese Fähigkeit wird ihm genommen. Der Vater, der wirklich an jeder Logo-Stunde voller Begeisterung teilnimmt, ist den Tränen nahe: »Jung, du wirst doch noch bis drei zählen können!«

Ich weiß, dass die Zeit des Abschiednehmens begonnen hat, heule fast nach jeder Stunde in meinem Auto.

Die Ehefrau startet einen letzten, verzweifelten Versuch und lässt Jens zu Dietrich Grönemeyer nach Bochum zur Untersuchung transportieren. Sie setzt alle Hoffnung in diesen Termin – und wird enttäuscht. Wenige Tage später stirbt Jens.

Sie ruft in der Praxis an, um mir davon zu berichten und fragt, ob sie sich irgendwann noch einmal melden dürfte.

Natürlich stimme ich sofort zu.

Nach ein paar Monaten ruft sie mich an. Wir sprechen über Jens, lachen sogar ein wenig miteinander. Dann berichtet sie, dass sie einen Studienplatz für Medizin bekommen hat und mit ihrer Tochter nach Norddeutschland ziehen wird. Sie hat sich entschlossen, Ärztin zu werden. Jens zuliebe, aber auch, weil sie weiß, dass sie nicht mehr in der Stadt bleiben und ihr altes Leben weiterleben kann ohne ihn. Ich bin tief berührt und kann kaum in Worte fassen, wie viel Bewunderung ich für sie empfinde.

Sie dankt mir noch einmal von ganzem Herzen dafür, dass ich da war, durchgehalten habe und der ganzen Familie so immer wieder ein kleines bisschen Hoffnung vermitteln konnte, und ich danke ihr dafür, dass ich sie, ihren Mann und ihre wunderbare Liebe zueinander erleben durfte.

Das böse Wort

Tom kommt schon seit einiger Zeit zur Logopädie. Er ist ein kleiner, übergewichtiger Junge mit dicken Brillengläsern. Seine braunen Haare sind pfiffig gestylt, und er kleidet sich nach der letzten Mode. Er und seine Zwillingsschwester sind Adoptivkinder. Seine leibliche Mutter hat in der Schwangerschaft Drogen und Alkohol missbraucht, was zu einer starken Entwicklungsverzögerung der Kinder geführt hat. Die Zwillingsschwester wird zeitgleich nebenan von meiner Kollegin behandelt. Da ich die Schwester über einen sehr langen Zeitraum hinweg behandelt habe, hatte ich meine Kollegin um einen Kindertausch gebeten, um einmal ein wenig frischen Wind in meine Dienstagnachmittagsstunde zu bringen.

Der lässt auch nicht lange auf sich warten. Tom ist sehr unruhig, weist auch autistische Züge auf. Mit seinen neun Jahren entspricht sein Entwicklungsstand ungefähr dem eines Fünfjährigen.

In der Regel arbeite ich mit seiner Schwester am Wortschatz und am Sprachverständnis, und wir trainieren auch die Zungenmuskulatur, da sie lispelt.

Toms Diagnose ist eine ganz ähnliche.

Er stürmt in den Raum, nimmt Platz und sortiert erst mal alles, was er vor sich auf dem Tisch findet: seine Akte, das Rezept, meinen Stift.

»Wie war es heute in der Schule?«, erkundige ich mich.

Er druckst herum.

»Nicht so gut!«

»Och. Warum denn nicht?«

»Ich hab heute einen roten Stecker bekommen!«

»Was bedeutet das?«, will ich wissen.

»Einen roten Stecker bekommt man, wenn man böse Wörter sagt oder was Böses macht!«

Ich nicke verständnisvoll.

»Oha. Und was hast du gesagt?«

»Carolin, ich hab Mixer gesagt. Mixer hab ich gesagt!«, murmelt er lispelnd vor sich hin.

Innerlich muss ich grinsen. Richtig betrübt sieht er aus, der kleine Kerl. Ihm gegenüber setze ich natürlich ein Pokerface auf.

»Na, das darf man auch nicht! Ich würde sagen, den roten Stecker hast du zu recht bekommen.«

»Ich weiß, ich weiß!« Ganz schuldbewusst stiert er vor sich hin.

»Wir spielen mal was«, schlage ich vor und gehe zu meinem Schrank, um ein geeignetes Spiel auszusuchen.

Ein eigentümliches Geräusch dringt an mein Ohr, während ich mich bücke, um ganz hinten unten aus dem Schrank ein Spiel hervorzukramen.

Dann Toms Stimme.

»Oh nein, Carolin. Du musst mir jetzt auch einen roten Stecker geben!«

»Wieso das denn?« Ich hänge noch im Schrank.

»Na wegen…guck doch.«

Ich drehe mich um und entdecke erst mal nichts. Dann fällt mein Blick auf Toms Rezept. Es besteht nur noch aus Schnipseln. Auweia.

»Ich wollte das nicht. Aber dann habe ich es doch kaputt gerissen. Aber ich wollte es nicht, Carolin.«

»Tja, da müsst ihr wohl noch mal zum Kinderarzt, Tom«, stelle ich fest.

Fast wäre es mir lieber gewesen, er hätte mich Mixer genannt …

»Hauen Sie sich auf die Flöte und singen Sie!«

Noch während der Ausbildung sammle ich zum ersten Mal Erfahrungen mit einem Wernicke-Aphasiker.

Die Logopädin, bei der ich mein erstes großes logopädisches Praktikum absolviere, fragt mich auf dem Weg zum Hausbesuch, ob wir den Fachbereich Aphasie schon durchgenommen hätten. Ich verneine.

In der Logopädieausbildung kommt der Unterricht immer blockweise daher, und den Unterrichtsblock zum Thema Aphasie, also einer Sprachstörung in Folge eines Schlaganfalles oder einer Hirnverletzung, haben wir noch nicht gehabt.

Sie erklärt mir in knappen Worten, dass ein Wernicke-Aphasiker zwar fließend, teilweise sogar exzessiv sprechen kann, jedoch die Bedeutung der Worte nicht mehr erkennt. Im schlimmsten Fall kommt es zu Sprechdurchfall, auch Logorrhoe genannt.

»Caro, es ist ganz wichtig, dass du nicht lachst! Es werden sehr erheiternde Sätze und Ausdrücke fallen, aber Herr Werther ist sich dessen nicht bewusst und fühlt sich womöglich nicht verstanden, wenn wir lachen.«

Ich verspreche, ernst zu bleiben.

Herr Werther begrüßt uns im Türrahmen stehend.

»Ja, hallo. Kommen Se 'rin! Ick hab ma schon je-fracht, wann Se kommen!«

Berliner Schnauze, sehr sympathisch. Ein hoch-gewachsener, athletischer Mann, der trotz seiner achtzig Jahre noch sehr attraktiv ist. Das schlohwei-ße Haar trägt er halblang und zurückgekämmt. Er sieht gleichermaßen streng wie liebevoll aus. Als Chef eines großen Unternehmens ist er es gewohnt, den Ton anzugeben. Er ist laut und bollerig, was auch zu einem gewissen Anteil seiner Schwerhörig-keit geschuldet ist.

Wir nehmen zu dritt in seinem Esszimmer Platz.

»Wie alt biste, Mädel?«, will er wissen und mus-tert mich.

»Fünfundzwanzig«, kläre ich ihn auf.

»Fünfundsechzig?«, brüllt er, und ich muss la-chen. Mist, ich hatte doch versprochen, nicht zu lachen.

Grinsend wiederhole ich mein Alter und zwar extra laut, wegen der Schwerhörigkeit des Patienten.

»Fünfundzwanzig!«

»Fünfundvierzig?« Wir nähern uns der Sache.

»Nein, fünfundzwanzig«, verkünde ich noch einmal.

»Fünfundzwanzig, sag ick doch!«, poltert er, als hätte er nie etwas anderes behauptet.

Meine Praxisanleiterin, nennen wir sie Tina, führt die Stunde durch und ich staune nicht schlecht. In meinem ganzen Leben ist mir noch nie solch sprachliche Abstrusität untergekommen. Sehr fas-zinierend, welche Wege das Gehirn zu beschreiten imstande ist! Tina legt Herrn Werther Bildkarten vor. Er soll Subjekt, Prädikat, Objekt und eine adverbiale Ortsbestimmung zunächst benennen und dann aufschreiben. Das Foto zeigt einen Mann, der ein Bild aufhängt.

»Der Mann hängt seine Frau im Schrank auf«, kommentiert Herr Werther und schaut Beifall heischend um sich. Mir bleibt vor lauter Staunen der Mund offenstehen. Was sagt man denn an so einer Stelle? Wie soll man denn da bitte noch ernst bleiben? Ich gebe mir alle Mühe. Was für eine abgefahrene Sprachstörung …

Vorsichtig bringt Tina ihn auf den »richtigen Weg« und gemeinsam verschriftlichen die beiden dann den Satz. Hierbei muss ich feststellen, dass Herr Werther die Begriffe nicht nur falsch spricht, sondern auch falsch schreibt.

Eine Paraphasie ist ein falsch verwendetes, gesprochenes Wort. Eine Paragraphie ein falsch geschriebenes, und im Falle von Herrn Werther gibt es sogar eine Paraudie – das ist ein falsch gehörtes Wort. Paraudien führen nicht selten zu Missverständnissen, wenn der Patient den Angehörigen dann giftig anknurrt, weil er wer weiß was verstanden hat.

Als er uns hinausbegleitet, formuliert Herr Werther völlig unverständliche Sätze und weist immer wieder auf die Garageneinfahrt zu seinem Haus. Tina, die über jahrelange Berufserfahrung verfügt, errät irgendwann, was er uns sagen möchte.

»Wollen Sie uns anbieten, hier zu parken?«, fragt sie den Patienten.

»Na klar, wenn frei ist, ist immer Werther!«, klärt er uns auf.

»Vielen Dank für das Angebot, das nehme ich gern beim nächsten Mal an.«

Wir winken dem Patienten noch, bis wir außer Sichtweite sind, dann können wir nicht mehr an uns halten.

»Wenn frei ist, ist immer Werther?«, pruste ich los.

Tina lacht auch, bis ihr der Bauch wehtut.

»Noch besser fand ich: Der Mann hängt seine Frau im Schrank auf. Vielleicht war da der Wunsch Vater des Gedanken«, kichert sie.

In der darauffolgenden Woche hat es mich erwischt. Grippe. Ich huste und niese, möchte es mir aber trotzdem nicht nehmen lassen, wieder mit zu Herrn Werther zu fahren.

Nachdem er uns hereingebeten und uns Wasser angeboten hat, beginnen wir mit der Stunde. Ich kann aber der Übung kaum folgen, da ich nun auch fiebere. Herr Werther betrachtet mich kritisch und fragt dann:

»Ist noch alles gut?«

Ich muss wieder lächeln und winke ab: »Bisschen Schnupfen, aber passt schon.«

Da hab ich aber nicht mit seiner Fürsorglichkeit gerechnet. Ganz sorgenvoll betrachtet er mich, bevor er wieder lospalavert:

»Nee, nix is gut. Fahren Sie jetzt mal nach Hause! Hauen Sie sich auf die Flöte und singen Sie!«

Womit er höchstwahrscheinlich meint: »Hauen Sie sich in die Poofe und pennen Sie!« Und er schaut mich so liebevoll-streng dabei an, dass ich ihm am liebsten um den Hals gefallen wäre. Und er hat noch mehr gute Tipps für mich:

»Oder Badewanne. Aber mindestens hundert Grad!«

Hundert Grad? Will er, dass ich verbrühe? Entsetzt hake ich nach:

»Hundert Grad?«

»Nee, doch nicht hundert Grad. Biste bekloppt, Mädel?«

Tina freut sich, denn er hat zwar die Zahl selbst spontansprachlich verkehrt benutzt, hat wie oben erläutert eine Paraphasie verwendet, aber gehört hat er dann doch, dass es falsch war. Höchstwahrscheinlich wollte er vierzig sagen.

»Siebzig Grad, hab ick jesagt!« Er lässt nicht locker. Tina mischt sich ein.

»Herr Werther, soll die Frau Sandner bei SIEBZIG Grad baden?«, fragt sie nach.

Er starrt entsetzt.

»Neeeeee, is doch viel zu heiß! Vierzig Grad ist gut für dit Mädel!«

Spricht's und tut so, als hätte er nie etwas anderes gesagt.

Ich taumele nach der Stunde in Tinas Auto, das heute – getreu dem Motto: »Wenn frei ist, ist immer Werther« – direkt in der Einfahrt steht, und lasse mich nach Hause bringen. Nachdem ich mir auf die Flöte gehauen habe, singe ich mir ziemlich schnell ein Schlaflied vor.

»Bin ich ein Mädchen?«

Alina ist ein Zwillingskind. Auch sie ist übergewichtig und trägt eine starke Brille. Sie ist vier Jahre alt und kann etliche Buchstaben noch nicht richtig aussprechen. Bei ihrem Bruder Johann ist alles okay.

Mir fällt direkt im ersten Gespräch auf, dass Alina mich nicht ansieht. Sie schaut entweder an mir vorbei oder durch mich hindurch. Sie scheint mir auch nicht zuzuhören, führt permanent Selbstgespräche.

»Hallo, ich bin die Carolin!«, begrüße ich sie.

»Bin ich die Carolin?«, wiederholt sie.

Ihre Echolalie versetzt mich in Alarmbereitschaft.

»Nein, du bist die Alina, und wir schauen jetzt zusammen ein buntes Bild an. Sieh mal.«

Ich lege ihr meine Lautprüfung auf den Tisch.

»Kannst du mir sagen, was das ist?«

Ich weise auf das erste Bild.

Alina reagiert nur nach mehrfacher Aufforderung des Vaters und scheint nicht zu verstehen, was ich von ihr möchte. Eine Lautprüfung kann ich mit ihr nicht durchführen, sie benennt die einzelnen Bilder nicht, obschon ich den Eindruck gewinne, dass sie es könnte. Als sie geht, hinterlässt sie ein großes Fragezeichen in meinem Kopf.

»Mach doch erst mal ein Rollenspiel mit ihr, wie wäre es mit Tiere füttern?«, rät meine Kollegin.

In der nächsten Stunde baue ich also einen Bauernhof auf und setze mich mit Alina auf den Boden.

Bei sehr kleinen Kindern oder Kindern mit einer eingeschränkten Konzentrationsfähigkeit sind Spiele auf einem Spielteppich immer der Arbeit am Schreibtisch vorzuziehen.

Alina kommt an diesem Tag bereits fröhlich in die Praxis, begleitet von Vater und Bruder.

»Ja, da ist sie ja wieder, deine Caroline!«, ruft der Vater.

Er ist schon weit über fünfzig und wirkt auf mich eher wie der Opa des Kindes.

»Die Alina hat sich schon soooo auf Sie gefreut, Caroline!«, spricht er meinen Namen weiter falsch aus.

Merkwürdig, ich hatte gar nicht den Eindruck, dass Alina mich überhaupt zur Kenntnis genommen hatte beim letzten Mal!

Heute lassen wir Vater und Bruder im Wartezimmer und gehen allein in meinen Raum.

»Bin ich ein Mädchen?«, begrüßt mich Alina.

Und wieder stutze ich, bevor ich antworte.

»Ja, natürlich. Und ein sehr hübsches noch dazu!«, bestätige ich ihr.

Was nicht ganz den Tatsachen entspricht. Ich mache aber generell meinen Therapiekindern immer sehr viele Komplimente und lobe auch lieber einmal zu viel als einmal zu wenig, weil ich davon überzeugt bin, dass Kinderohren das brauchen.

Alina nimmt das Kompliment gar nicht zur Kenntnis und redet weiter, monoton und ohne Blickkontakt.

»Oder bin ich ein Junge? Bin ich ein Mädchen? Bin ich die Caroline?«

»Nein, ich bin die Carolin. Du bist die Alina.«

»Wo ist der Throsch?« *(Englisch TH)*

Strinrunzelnd blicke ich um mich.

»Was meinst du?«

»Der Throsch, wo ist der Throsch? Bin ich ein Mädchen?«

Ich atme tief durch und versuche mich zu sammeln. Okay, jede normale Art von Logopädiestunde scheidet bei diesem Kind aus. Und was meint sie wohl mit Throsch? Frosch? Ich biete verschiedene Optionen an, kann aber nicht herausfinden, was sie meint. In meinem Therapieraum ist kein Frosch!

Ich verteile erst einmal die Spielfiguren. Ich nehme ein Playmobilmännchen, Alina bekommt Kuh, Pferd und Schwein.

»Du Alina, schau mal, was ich mitgebracht habe. Die Tiere haben Hunger. Wollen wir sie füttern?«

Alina nickt.

Der Playmobilbauer läuft zum ersten Tier.

»Hast du Hunger?«, frage ich mit verstellter Stimme.

»Hast du Hunger?«, fragt Alina zurück und imitiert meinen Tonfall.

Offensichtlich versteht sie nicht, dass sie in eine Rolle schlüpfen soll.

Ich versuche es mehrmals, probiere dann auch, die Rollen zu tauschen, aber Alina wiederholt immer nur mechanisch den Satz, den ich vorgebe.

Im Elterngespräch frage ich den Vater, wie es denn im Kindergarten so laufe.

»Super! Der Johann, der kommt ganz nach mir, der baut und malt, und und und ...«

»Und die Alina?«

»Die kommt auch super klar, keine Klagen!«

Ich erbitte die Telefonnummer des Kindergartens und erhalte die Erlaubnis des Vaters, dort anrufen zu dürfen.

Das Ergebnis des Telefonates ist alles andere als super. Die Erzieherinnen sind völlig verzweifelt, das Kind laufe den halben Morgen immer wieder im Kreis um den Frühstückstisch und würde ausflippen, wenn man sie unterbräche, weswegen man sie jetzt einfach laufen ließe. Am regulären Kindergartenalltag nähme sie gar nicht teil. Sämtliche Versuche, den Vater mit ins Boot zu holen und mit ihm zu kooperieren, wären fehlgeschlagen. Die Mutter sei als Managerin die meiste Zeit im Ausland.

Eine Woche später möchte Alina nicht mit in mein Zimmer kommen.

»Kein Throsch!«, murmelt sie traurig vor sich hin.

»Ach so ja, CAROLINE!«, donnert der Vater los und ich schrecke ordentlich zusammen.

»Sie haben da wohl so ein Kuscheltier, das findet die Alina ganz toll. Sie fragt immer danach…«

Da endlich fällt bei mir der Groschen. Ich muss wohl an dem Tag der Erstaufnahme mein Maskottchen, einen grünen samtenen Frosch, in meinem Korb gehabt haben, und Alina hat ihn irgendwie wahrgenommen – ausgepackt habe ich ihn definitiv nicht. Und der hat es Alina angetan, ist ja interessant.

»Ich bringe ihn nächste Woche mit«, verspreche ich Alina.

Sie ist zufrieden und trabt hinter mir her in meinen Raum. Wir setzen uns.

»Bin ich ein Mädchen?«, fragt sie obligatorisch.

Und dann folgt ihr Monolog, den sie inzwischen jede Woche hält.

»Oder bin ich ein Junge? Bin ich die Caroline? Oder bin ich die Alina? Bin ich ein Mädchen?«

Ich bestätige ihr, dass sie ein Mädchen ist, und probiere, ein »F« anzubahnen, damit aus dem Throsch irgendwann ein Frosch werden kann. Es klappt erstaunlich gut.

In der Folgewoche üben wir nicht nur das »F« gemeinsam mit dem Frosch, sondern ich bestelle auch den Vater zum Einzelgespräch und empfehle ihm sehr dringend, in einem SPZ *(Sozialpädiatrisches Zentrum)* vorstellig zu werden. In ganz einfache, behutsame Worte kleide ich die Vermutung, dass mit Alina womöglich etwas nicht stimmt.

Ich erkläre ihm, dass Logopäden, Ergotherapeuten, Ärzte und Psychologen dort einmal intensiv nach der gesamten Entwicklung seiner Tochter schauen würden und gebe ihm auch eine Nummer und einen Ansprechpartner mit. Er runzelt die Stirn, schweigt aber.

Wenige Tage später tritt zum allerersten Mal die Mutter des Kindes in Erscheinung. Sie ist mindestens fünfundzwanzig Jahre jünger als ihr Mann und erscheint in einer Tracht. Filzjankerl, Filzrock und Hütchen. Interessanter Aufzug, denke ich bei mir, enthalte mich aber jeglichen Kommentares. Wenn ich eins gelernt habe in den vielen Jahren als Logopädin, dann, dass man die Patienten tunlichst und in jedem Fall so sein lassen muss, wie sie sind. Und am besten auch gar nicht groß hinterfragt, warum sie so sind, wie sie sind.

Völlig aufgebracht wirft die Frau mir vor, wie unverschämt es doch sei, zu verlangen, dass eine Vierjährige zur Psychotherapie gehen müsste.

Ach herrjemine. Ich hatte schon den heimlichen Verdacht, dass der Vater nicht wirklich begriffen hat, was ein SPZ ist.

Glücklicherweise kann ich die Mutter nach anfänglicher Wut doch sehr schnell besänftigen. Nach einem langen und intensiven Gespräch ist sie ganz bei mir und macht sogar Druck beim SPZ, sodass Alina entgegen der üblichen monatelangen Wartezeit innerhalb weniger Wochen durchgecheckt wird.

Ergebnis: Schwere Form von Autismus.

Alina muss den Kindergarten wechseln und besucht von nun an eine integrative Einrichtung, wo sie unter anderem auch Logopädie bekommt. Meine Dienste werden nicht mehr benötigt.

Der Vater ist glücklicherweise nicht mehr sauer, sondern mehr als dankbar, vermutlich hat seine Frau ihm einiges erklärt.

Ich bekomme in der Abschiedsstunde sogar Schokolade von ihm.

Ein letztes Mal kläre ich mit Alina die dringende Frage, ob sie ein Mädchen ist.

Und schenke ihr zum Abschied den Throsch.

Der Albert Winkler-Trick

In meiner Zeit als fachliche Leiterin in einer Praxis bekomme ich die Anmeldung eines Krebspatienten. Lungenkarzinom mit Metastasen, sehr ungünstige Prognose. Die Bestrahlung hat eine Stimmbandlähmung hervorgerufen, jetzt wird eine Stimmtherapie benötigt.

Zur bestellten Zeit kommt ein kerniger älterer Herr, den ich sofort in mein Herz schließe. Er ist kleiner, aber dafür sehr viel schwerer als ich. Durch seine Behandlungen hat er eine Glatze. Trotz aller Umstände ist er braungebrannt. Sein wettergegerbtes Gesicht ist voller Lachfältchen. Er ist mindestens sechzig, trägt aber Jeans und Turnschuhe. Cooler Opa.

»Mein Name ist Sandner«, stelle ich mich ihm vor.

»Tach Frau Sanders, Winkler. Sie müssen laut sprechen, ich bin schwerhörig«, poltert er los.

Sanders ist der Deutschen liebste Realisation meines Nachnamens, von daher reagiere ich auch auf Sanders. Und einem Schwerhörigen jetzt zehn Mal SANDNER an den Kopf zu brüllen, macht auch wenig Sinn, also lasse ich ihm sein Sanders.

An dieser Stelle fällt mir ein, dass meine Schwester jahrelang von den Jungs ihrer Clique lautstark mit AD/DCs »Thunder« in Form von »SANDNER« begrüßt wurde und ich grinse innerlich.

Herr Winkler und ich kämpfen uns durch die Anamnese und die Befunderhebung. Und müssen immer wieder schallend lachen. Er erzählt mir, dass er bis vor kurzem vier Schachteln Zigaretten am Tag geraucht hat. Wow, ich bin beeindruckt. In meinen härtesten Zeiten hab ich es auf ein Big Pack gebracht.

»Ja, von nix kommt nix, Mädchen, wat meinste, woher ich die Scheiße hier habe?«

Er klopft sich auf die Brust.

»Kommt dat wieder mit die Stimme? Dat Gekrächze geht mich voll aufn Sack!«

Herr Winkler ist Schrotthändler, ein Essener Urgestein. Daher auch die sonnengebräunte Haut.

»Versprechen kann ich es nicht hundertprozentig, aber ich gehe davon aus, dass ich es hinkriege«, stimme ich ihn optimistisch und male ihm ein kleines Bildchen auf.

Die beiden Stimmbänder treffen in der Mitte des Kehlkopfes zusammen, und durch den Stimmbandschluss und den Anblasedruck von unten wird Stimme produziert. Wenn jetzt ein Stimmband hängt, entsteht ein Spalt und es kann kein Ton oder nur ein äußerst ungenügender Ton produziert werden. Sofern das Stimmband durch Nervenschädigung nicht mehr schwingt, ist meistens eine »Spontanheilung« nicht mehr möglich. Was aber sehr wohl möglich ist, ist eine verstärkte Aktivität des gesunden Stimmbandes. Dieses kann man durch gezieltes Training dazu bringen, über die Mitte hinaus zu schwingen und auf diese Weise einen kompletten – wenn auch nicht mehr symmetrischen – Stimmbandschluss zu bilden.

Herr Winkler und ich üben fleißig, er ist hoch-motiviert. Atmen, Auflockern mit Tennisbällen im Rücken, Zuwerfen eines Reissäckchens mit beglei-tenden Rufen wie »Hepp« oder »Hopp«.

Und während der Übungen erzählt er mir Anek-doten aus seinem Schrotthändlerleben. Und aus seinem Eheleben.

»Ich muss nix machen zuhause«, frohlockt er. »Ich hab da so meine Tricks!«

»Die würde ich gern mal hören«, fordere ich ihn auf.

Nix mehr machen klingt gut!

»Am Anfang hab ich immer ganz besonders freundlich zu meiner Frau gesagt: Schatz. Ich helf dich beim Abtrocknen. Tu mich ma den Teller! Ja, und dann hab ich den Teller ganz aus Versehen fal-len lassen. Und nachdem ich dat dreimal gemacht hatte, musste ich nie wieder helfen!«

Er haut sich vor Lachen auf die Schenkel, und ich kann nicht anders und stimme mit ein.

»Super Trick!«

»Ja, ne?«

Wir lachen, bis uns die Tränen laufen.

Dieser von Krebs gezeichnete, kahlköpfige Mann strahlt eine Herzenswärme aus, die mich berührt.

Eines Tages, nach mehreren Wochen, verkündet er, er hätte jetzt »Genug bei Sie« gelernt. Es steht auch wieder eine neue Chemo an, er hat »Metasta-sen im Kopp«.

Er tut mir unendlich leid, ich wünsche ihm alles erdenklich Gute.

»Sie sind eine tolle Logopädin! Ohne Sie hätt ich dat Krächzen doch gar nicht wech gekriegt. Und jetzt steh ich jeden Morgen aufm Schrottplatz und rufe: Frau Saaaaanders, kannze mich hörn?«

Ich muss schlucken, in solchen Momenten fällt mir immer wieder ein, warum ich den Job gern mache.

Zwei Jahre später gründe ich eine eigene Praxis und schicke Familie Winkler eine Einladung.

Seine Frau antwortet mir schriftlich.

»Liebe Frau Sandner, leider ist mein Mann letztes Jahr verstorben. Wäre er noch hier, wäre er sicher gern zu Ihrer Eröffnungsfeier gekommen, er hat große Stücke auf Sie gehalten.«

Überrascht hat mich die Antwort nicht, aber trotzdem traurig gemacht. Als Logopädin sieht man viele Menschen sterben und entwickelt ein Gespür dafür, wann es so weit ist. Bei ihm wusste ich, dass er vielleicht nicht mehr allzu lange leben würde. Sein »Trick« bleibt aber unvergessen. Und ist inzwischen privat ein geflügeltes Wort. Mein Mann ist nämlich auch Meister des »Albert Winkler-Tricks«, und meine Tochter entdeckt ihn ebenfalls gerade für sich.

Neunzig Prozent Seele,
zehn Prozent Material

»Es gibt Therapeuten und es gibt Materialsammler« ist ein geflügeltes Wort in der Logopädie. Sicher kann man die Patienten zumüllen mit zig Kopien, einem sicheren »Geländer«, an dem man sich als Therapeut festhalten kann. Für den Beginn einer Therapie nicht das Schlechteste. Aber dann – finde ich – muss man das Geländer auch mal loslassen und sehen, mit wem man es da zu tun hat. Meistens eröffnen sich dann wunderbare Pfade, auf denen man hervorragend sprachlich wandeln kann. Wortfindung mit Gartenpflanzen oder Michael Jackson-Songs finden sich in keinem Lehrbuch, wohl aber im Herzen eines Patienten. Und alles, worüber man mit Herzblut spricht, ist ein Motivator und treibt an.

Meine Lehrlogopädin in der Ausbildung hat mal zu mir gesagt:

»Frau Sandner, wenn ein Patient weinen muss, dann verhalten Sie sich am besten ganz still und reichen ihm ein Paket Taschentücher. Als Therapeut müssen Sie auf der Sachebene bleiben.«

Da kann ich mir ja gleich die Kugel geben. Klar reiche ich Taschentücher rüber, aber wie bitte soll mich denn der Schmerz und die Trauer, die die Patienten empfinden, kalt lassen? Ist doch auch nicht schlimm, bei heftigen Gefühlen ganz beim Patienten zu sein. Gerade das ist es doch, was uns Menschen ausmacht. Sie sagt ja auch nicht:

»Frau Sandner, wenn ein Patient lacht, dann verhalten Sie sich am besten ganz still und reichen ihm einen Lachsack!«

Wahrscheinlich gibt es genügend Therapeuten, die ihre Patienten als eine Art lebendige Akte ansehen. Oder als »Fall«. Ich zähle nicht dazu.

Und: Ja, ich heule, wenn Patienten sterben oder einfach eine schlimme Diagnose bekommen, und dann ist es ein wenig später aber auch wieder gut. Ich kriege jetzt auch keine Depressionen und versinke im Weltschmerz, wenn ein Patient an ALS oder MS erkrankt ist, dafür habe ich wahrscheinlich einfach schon zu viele Patienten gehen sehen. Aber dennoch berührt es mein Herz.

Auf der anderen Seite kann ich mich auch mit Patienten exzessiv kaputtlachen. Und Lachen ist bekanntermaßen gut für die Gesundheit!

Meine Lieblingslogopädin hat mir mal gesagt:

»Caro, es sind neunzig Prozent Seele und nur zehn Prozent Material.«

Und genau so ist es.

Der gestreifte Pullover

Lutz ist Schüler an einer Förderschule mit dem Schwerpunkt Geistige Entwicklung und wurde ebenso wie seine beiden Brüder mit einem genetischen Defekt geboren. Intellektuelles Elternhaus, Mutter und Vater sind Akademiker. Was für ein Los für die beiden!

Autismus und hohes Aggressionspotential sind nur zwei der zahlreichen Symptome, die alle drei Brüder aufweisen. Hochschwanger beginne ich die Therapie mit Lutz. Er ist bereits vierzehn und hat schon einige Logopäden vor mir kennengelernt. Fettiges Haar, eine kieksige Stimme und der leichte Flaum auf seiner Oberlippe deuten an, dass Lutz sich in der Pubertät befindet.

Die ersten Stunden verlaufen gut, sein Integrationshelfer wohnt der Behandlung bei. Trotzdem ist mir Lutz nicht ganz geheuer. Er steht zwischenzeitlich auf, rennt nervös hin und her und brüllt. Wir machen erst einmal nur Pusteübungen und leichte mundmotorische Übungen. Die findet er okay und beteiligt sich. Bei einfachen semantischen Zuordnungen lässt seine Motivation stark nach. Mit Hilfe und viel »Anfeuern« seines Integrationshelfers spricht er einige wenige Worte und schaut für den Rest der Stunde mürrisch drein. Eine Woche später soll Lutz mit mir allein in meinen Therapieraum kommen, und die Stunde soll ohne seinen Helfer stattfinden. Ich bin noch im Mantel, als ich ihn aus seinem Klassenraum abhole, der Integrationshelfer begleitet uns kurz auf den Flur und kehrt dann in die Klasse zurück. Gemeinsam laufen wir die Treppen hinab, ich versuche, ein Gespräch anzufangen und scheitere kläglich. Lutz blickt sich immer wieder verängstigt um, kommt aber immerhin mit mir mit. In meinem kleinen Raum setzt er sich auf den Platz, den er schon kennt und betrachtet mich. Ich ziehe meinen Mantel aus, hänge ihn über den Stuhl und setze mich.

Keine Minute später entfährt dem Jungen ein Schrei, der dem eines Löwen gleicht und ehe ich es mich versehe, hat Lutz den Tisch umgeschmissen. Er brüllt weiter, räumt alles aus dem Regal, was er in die Finger bekommen kann, und wird immer haltloser. Ich traue mich kaum, mich ihm zu nähern, um ihn zu besänftigen. Zu meinem großen Glück öffnet sich in diesem Moment die Zimmertür und die Schulsekretärin starrt mich entsetzt an.

»Frau Sandner, kommen Sie da raus! Wo ist denn der Integrationshelfer?«

Ich biete mich an, den Mann zu holen, und halte mir vorsorglich meine Babykugel, da Lutz angefangen hat, in meine Richtung zu treten. Während die Schulsekretärin versucht, beruhigend auf ihn einzusprechen, versucht Lutz, mit meinen Buntstiften die Wände neu zu designen. Ich lasse eine augenrollende, verzweifelte Sekretärin und einen tobenden Jugendlichen zurück und hole den Integrationshelfer.

Auf dem Weg nach unten schildere ich die Situation. Er mustert mich kurz und hakt dann nach.

»Wann genau hat das angefangen?«

»Als ich meinen Mantel ausgezogen und mich hingesetzt habe!«

»Okay. Es liegt an Ihrem Pullover!«

»Bitte was?«

»Ja, hat Ihnen das denn keiner gesagt? Lutz reagiert ganz allergisch auf gestreifte Pullover!«

Mein Blick wandert über meinen wunderschönen schwarz-weiß-geringelten Pulli, den ich über alles liebe. Das darf doch nicht wahr sein! Sollte er etwa der Auslöser für die ganze Misere gewesen sein?

Seufzend erreiche ich mein Therapiezimmer, in dem Lutz in der Zwischenzeit die komplette Wand bunt angemalt hat. Die Sekretärin rauft sich die Haare.

»Ach, da sind Sie ja endlich. Mein Gott, wo waren Sie denn so lange?«

Langsam, ganz langsam beruhigt sich Lutz, sein Integrationshelfer legt den Arm um ihn und führt ihn zurück zur Klasse. Seit diesem Tag habe ich nie wieder einen geringelten Pullover bei der Arbeit getragen.

Die Ausländerbeauftragte

Schon immer habe ich beruflich viel mit Ausländern zu tun gehabt. In grauer Vorzeit habe ich eine Erzieherausbildung absolviert (und nie in dem Beruf gearbeitet). Mein Anerkennungsjahr habe ich in einem Hort im sozialen Brennpunkt mit achtzig Prozent Ausländeranteil gemacht. Dann hatte ich eine logopädische Praxis in Essen-Altendorf, dort ist der Ausländeranteil ebenfalls sehr, sehr hoch.

Mein praktisches Examen gelang mir mit Bravour mit einem pakistanischen Jungen, und ich arbeitete auch mit Jungen türkischer Herkunft. Mein Examenskurs nannte mich irgendwann nur noch »Die Ausländerbeauftragte«.

Ein Fall ist mir besonders im Gedächtnis haften geblieben.

Vielleicht sollte man vorab erklären, dass die angehenden Logopäden bereits ab dem zweiten Semester kleinere Therapien selbst durchführen. Und zwar in einem Raum, der an einer Wand riesige, halbdurchlässige Spiegel hängen hat. Und nebenan, im angrenzenden Raum, sitzen dann bis zu 50 andere Schüler, Lehrlogopäden und irgendwann am Ende der Ausbildung auch Professoren und das Gesundheitsamt und observieren genauestens, was der Auszubildende da so veranstaltet. Selbstverständlich willigen die Patienten vorher in diesen Opus moderandi ein.

Hinterher – sobald der Patient weg ist – versammeln sich alle im Therapieraum, und es hagelt Manöverkritik. Leugnen ist zwecklos, das Ganze wird in den meisten Fällen sogar auf Video aufgenommen. Die Lehrlogopäden sorgen dafür, dass die Schüler im Schnitt immer drei Patienten pro Woche haben. Meist laufen mehrere Therapien gleichzeitig, und man kann sich aussuchen, bei welcher man zuschaut. Das Curriculum schreibt vor, dass man am Ende der Ausbildung mindestens 500 Therapien gesehen, beziehungsweise selbst durchgeführt haben muss, Unterschriften belegen das.

Unsere Lehrlogopädin kommt also mit einer Anmeldung ins Klassenzimmer, liest vor: »Schwarzafrikaner, dem der Kiefer gebrochen wird, vorher muss er in jedem Fall das korrekte Schluckmuster erlernen. Wer nimmt ihn?«

Alle Finger zeigen auf mich. Die Ausländerbeauftragte. Ich melde mich dann auch freiwillig. Afrikanischer Tanz war jahrelang mein Lieblingshobby, und ich freue mich schon – nennen wir ihn Mamadu – kennenzulernen.

Einige Tage später findet die Anamnese und Befunderhebung statt.

Mamadu ist ein sehr zuvorkommender, extrem höflicher Mann. Er ist klein, kleiner als ich und trägt seine Haare raspelkurz. Schätzungsweise dreißig Jahre alt, geboren am 0.0. So wie allen Ausländern, die ihr genaues Geburtsdatum nicht wissen, wurde ihm ein Krankenkassenkärtchen mit dem 0.0.19... als Datum ausgehändigt.

Schon während der Anamnese fängt es an, wir schweifen aus und landen gedanklich in Afrika, was uns noch unzählige Male während der Therapie passieren wird. Aber ein paar Fakten, zum Beispiel, ob beim Zahndurchbruch oder -wechsel alles normal war, muss ich als Therapeutin ja schließlich wissen.

Mamadu kann nicht viele Fragen beantworten, erzählt dafür aber äußerst bildhaft von seiner Kindheit im Busch und davon, dass er sich als Kind die Zähne mit einem Ast geputzt hat. Wenn er erzählt, kann ich förmlich die warme Sonne auf meiner Haut fühlen, höre von fern die Gesänge der Kinder, sehe die Frauen mit ihren umgebundenen Babys.

Ich hänge an seinen Lippen und muss uns beide immer wieder auf den Boden der Tatsachen und zu den logopädischen Übungen zurückholen. Wir üben emsig. Zungenbewegungen in alle Himmelsrichtungen, das Ansaugen der Zunge, Spatel- und später Schluckübungen. Mamadu ist dankbar für jede einzelne Übung, die ich ihm beibringe.

Er wird ein Vorzeigepatient, macht jedes Mal brav seine Hausaufgaben und schluckt schon bald wie ein Weltmeister. Der Operation steht also nichts mehr im Wege. Es ist ihm anzumerken, dass er gern zu mir kommt, sich gar nicht trennen mag. Kaum hat er seine Übungen vorgezeigt, berichtet er auch schon über seine Brüder und Schwestern und Onkel und Tanten in der Heimat. Sein Heimweh steht ihm ins Gesicht geschrieben. Manchmal kullern ein paar Tränen bei ihm. Und bei mir gleich mit. Von Woche zu Woche füllt sich mein Kinosaal, alle anderen möchten gern »Carolin und Mamadu« zusehen, die Wortschatzübungen der Kolleginnen hingegen bleiben unbesucht. Und selbst die Lehrlogopädin gibt zu: »Sie dürfen sich nicht zu sehr in Privatgesprächen verlieren, aber da Sie das Fachliche ja optimal an den Mann bringen, wünscht man sich schon fast wieder neue Abenteuer aus Afrika.«

Die Stunde des Abschiedes rückt immer näher. Die Zungenfehlfunktion ist längst behoben, nach der Operation steht noch ein Kontrolltermin an.

Zur allerletzten Therapiestunde erscheint Mamadu in Kenianischer Volkskleidung. In einem grün-weißen Kleid mit Stickereien, das fast bis zum Boden reicht und einem Arm voller Blumen steht er vor mir. Mir kommen vor Rührung schon wieder die Tränen und auch bei ihm brechen alle Dämme.

»Danke, Frau Sandner, danke. Du große Gluck fur mich!«, verkündet er freudestrahlend und ich bin fast schon ein bisschen traurig, ihn nach der Stunde als geheilt zu entlassen …

Mut zur Lücke

Das Logopädie Examen ist eines der härtesten. Es entspricht vom Umfang her dem anderthalbfachen Physikum, der Zwischenprüfung im Medizinstudium. Nicht wenige Auszubildende entwickeln eine Magersucht oder einen Tick oder brechen die Ausbildung gleich ganz ab.

Kein Wunder, denn man schreibt an zwei aufeinanderfolgenden Tagen fünf Klausuren in den Fächern Neurologie/Psychiatrie, Phoniatrie einschließlich Hals-Nasen-Ohrenheilkunde, Audiologie und Pädaudiologie, Berufs-, Gesetzes- und Staatsbürgerkunde und Logopädie. Dann hat man zwei praktische Prüfungen mit einem Langzeit- und einem Kurzzeitpatienten und fünf mündliche Prüfungen an fünf aufeinanderfolgenden Tagen in den Fächern Logopädie, Phoniatrie/HNO, Pädagogik/Sonderpädagogik, Psychologie/klinische Psychologie und Phonetik/Linguistik. Unter dem Sammelbegriff »Logopädie« vereinen sich die Fächer Aphasie, Dysarthrie, Dysphagie, Laryngektomie und Kindersprache.

Was das alles ist, kann man ja googeln. Oder man kann es auch lassen.

Fakt ist: Es ist verdammt viel. Mein Gehirn hat sich in dieser Zeit vermutlich verdoppelt.

Das Examen beginnt im März. Meine Kommilitoninnen starten im Oktober mit dem Lernen. Ich starte im Oktober mit diversen Vorabendserien.

Wann immer ich nach dem Unterricht noch lernen will, fallen mir tausend andere Dinge ein, die wichtig sein könnten. So auch »Verbotene Liebe« und »Marienhof« (hab ich danach nie wieder geschaut).

Und am Wochenende sind auf einmal überall Partys. Da muss man doch hingehen! Da kann man gar nicht lernen. Anfang Januar spricht mich eine Kollegin an.

»Boah, bin ich froh, wenn wir endlich Juni haben und wieder feiern gehen können!«

Ich antworte mit einem Stirnrunzeln.

»Boah, bin ich froh, wenn ich ab Juni endlich nicht mehr feiern gehen muss!«

»Wieso hast du denn Zeit zum Feiern, Carolin? Wann lernst du denn?«

Ich druckse herum.

»Äh, bislang noch nicht so intensiv.«

»Aber warum?«

Weil ich prokrastiniere. Das ist wohl das passende Fremdwort für mein aufschiebendes Verhalten. Ich schleiche um meine Bücher wie die Katze um den heißen Brei. SUB nennt man das in Fachkreisen. Stapel ungelesener Bücher.

»Keine Ahnung. Je länger ich warte, desto größer erscheint mir mein Bücherstapel!«, gebe ich zur Antwort.

»Magst du dich mit uns in der Universitätsbibliothek treffen?«

Dort darf man nicht sprechen, man kann dort wirklich sehr zielgerichtet lernen.

Gibt es dort »Verbotene Liebe« und »Marienhof«? Vermutlich nicht. Schade.

»Ist wahrscheinlich das Beste!«

Drei Monate nach allen anderen steige nun also auch ich ein in die Welt der wie irrsinnig Lernenden. Und merke auch schnell, warum ich so lange prokrastiniert habe: Weil es mich auffrisst. Die ganze Lernerei macht mich bekloppt. Ich bin hochnervös und träume sogar nachts schon vom Staatsexamen.

Wir lernen täglich mehrere Stunden, unterbrochen von kleineren Pausen, in denen wir ein paar Sonnenstrahlen tanken und uns gegenseitig Examensfragen stellen.

»Rezidivrate bei Hypopharynxkarzinomen, Carolin!«

»Lerne ich nicht«, antworte ich mein Brot mümmelnd.

Die beiden anderen blicken mich schockiert an.

»Das müssen wir lernen. Hat Herr Professor Doktor ... extra diktiert. Lernen Sie bitte auch die Rezidivraten.«

»Mir reicht es, wenn ich weiß, dass ein Schlundkarzinom ziemlich tödlich ist. Wenn ich jetzt auch noch anfange, auswendig zu lernen, wie hoch die Wahrscheinlichkeit ist, dass der Krebs zurückkommt, bestehe ich nie im Leben. Man kann nicht alles lernen. Mut zur Lücke!«

»Na, dein Wort in Gottes Gehörgang!«

Im Gegensatz zu ALLEN anderen Kolleginnen fange ich an, zuzunehmen, da ich nicht wie sie gar nicht mehr, sondern stattdessen ständig esse. Nervenberuhigung.

Pünktlich zum Examen quillt über meinem Hosenbund eine Miniwampe.

Die schriftlichen und praktischen Prüfungen erledige ich mit links, richtige Panik habe ich vor den mündlichen. Man zieht pro Fach zwei Fragen, beantwortet diese, danach ist man zum Abschuss freigegeben und wird vom Prüfer auf Herz und Nieren untersucht. Der Prüfungsausschuss darf – so es erforderlich wird – breitflächig das Wissen der angehenden Logopädin abklopfen.

Ich sitze völlig abgeschottet in Klausur, also in einem abgetrennten Zimmer auf einem abgetrennten Gang und warte auf meine mündliche Phoniatrie-Examensprüfung. Mir geht die Muffe ohne Ende. Mein Prüfer ist Professor für Phoniatrie, dann sitzen dort noch Ärzte vom Gesundheitsamt und Gott weiß wer.

Die Wartezeit kommt mir ewig vor. Endlich kommt die Kollegin, die alphabetisch meinem Nachnamen am nächsten ist, aus dem Prüfungsraum. Ich versuche vergeblich, in ihrem Gesicht irgendeine Regung zu erkennen.

Dann verschwindet sie in der Dunkelheit des Korridors und meine Lelo (Lehrlogopädin) bittet mich, mitzukommen. Sie trägt ein Kostüm, ist viel schicker als sonst. Und benimmt sich auch auf einmal so seltsam förmlich.

Sie räuspert sich und blickt mich dann streng an, während wir mit unseren klappernden Absätzen den Gang herunter eilen.

»Frau Sandner, achten Sie ein bisschen auf ihren Ruhrpottslang! Mit ›Datt‹ und ›Watt‹ machen Sie in einem Staatsexamen nicht unbedingt einen guten Eindruck. Da sitzen hohe Tiere!«

Das war mein Todesschuss. Ich weiß nichts zu entgegnen, nicke bloß stumm.

Ruhrpottslang stimmt nur bedingt. Ich bin gerade mal seit vier Jahren in Essen. Ursprünglich stamme ich aus Emmerich, bin also ein Kind vom Niederrhein. Und was sagt man da? Richtig, »Datt« und »Watt«. Und zwar mit Schmackes. Sie will mir jetzt ernsthaft anraten, eine Minute vor der krassesten Prüfung meines Lebens auf meine Aussprache zu achten? Na dann mal Prost Mahlzeit.

Mein Atem geht unregelmäßig, ich zittere am ganzen Leib, als ich vor dem Prüfungsausschuss Platz nehme.

Nach kurzem Geplänkel ziehe ich meine erste Frage.

»Beschreiben Sie eine Stimmfeldmessung.«

Kann ich. Mir fällt ein Stein vom Herzen. Aber ich muss ja auf »Datt« und »Watt« achten. Ich räuspere mich. Mist, darf man ja nicht als Logopädin, ist schädlich für die Stimmbänder. Mit Mühe probiere ich loszulegen, es will nicht gelingen. Betretenes Schweigen im Raume.

»Hätten Sie vielleicht einen Schluck Wasser für mich?«, frage ich den Prof, um Zeit zu gewinnen.

»Natürlich, Sie können auch gern ein ganzes Glas haben!«

Schenkelklopfer.

Nachdem ich getrunken habe, blicken mich alle Anwesenden erwartungsfroh an. Jetzt gibt es kein Entrinnen mehr. Und ich merke, dass nur eins von beiden geht: Entweder eine Stimmfeldmessung erklären oder auf meinen Slang achten. Also pfeif ich auf den Ratschlag der Lehrlogopädin. Ratschläge sind auch Schläge. Ich rede einfach los wie mir der Schnabel gewachsen ist. Der Prof nickt mehrfach anerkennend, stellt ein, zwei Nachfragen, die ich auch alle beantworten kann und stellt dann fest:« Dem ist nichts mehr hinzuzufügen. Kommen wir zu Frage zwei.«

Frage zwei behandelt ebenfalls ein Thema, das mir liegt: Hypopharynxkarzinome, Schlundkarzinome. Ich erkläre wie sie entstehen, wie man sie operiert, welche Therapie möglich ist. Nach meinen Ausführungen schaut der Prof mich an.

»Wie hoch ist denn die Rezidivrate bei Hypopharynxkarzinomen, Frau Sandner?«

BÄM. Das hat er jetzt nicht ernsthaft gefragt, oder? Das darf doch nicht wahr sein. Murphy's Law!

»Ziemlich hoch!«, entgegne ich schulterzuckend.

Mein Gegenüber lacht schallend.

»Hätten Sie die große Güte, konkreter zu werden?«

Ich hebe meine Brauen.

»Fünfundsiebzig Prozent?« Geschätzt.

»Nö!«

Er feiert inneren Reichsparteitag, ich sehe es ihm genau an.

»Das Publikum können Sie hier nicht befragen. Telefonjoker geht auch nicht. Machen wir mal fifty-fifty Joker. Mit fünfundsiebzig Prozent sind Sie deutlich unter dem Ziel. Das als kleiner Tipp am Rande.«

»Dann schätze ich jetzt mal fünfundachtzig.« Mehr biete ich nicht.

»Beenden wir das jetzt mal hier, Frau Sandner. Es sind …«

Lieber Leser, an dieser Stelle sollte ich jetzt die korrekte Zahl bringen, konnte sie aber bei Google nicht finden und in meinem Gedächtnis befindet sie sich schon lange nicht mehr. Ich habe sie nämlich nie wieder gebraucht!

Die Note allerdings habe ich mir durch diesen Patzer leider ein wenig geschmälert …

Der »Klopierer«

Kai ist schon zwölf, als er zu mir kommt. Er kann den Buchstaben »K« nicht aussprechen. Man nennt das Kappazismus.

Unglücklicherweise beginnt sein Vorname leider auch mit einem »K«. Und das ist auch der Grund, warum die Mutter seit vielen Jahren mit ihm zum Logopäden geht, in der Hoffnung, er spreche irgendwann einmal seinen eigenen Namen richtig aus. Kai ist auf einer Schule für lernbehinderte Kinder und kommt Woche für Woche mit seiner Mutter in die Praxis. Alleine wäre er dazu wahrscheinlich nicht in der Lage. Seine Mutter ist ein ganz einfacher Mensch. Herzensgut, aber mit wenigen Zähnen im Mund, sehr schlecht gefärbten Haaren und einem durchdringenden Nikotingeruch am Leibe.

Ich kann machen, was ich will – die beiden lieben mich. Warum? Keine Ahnung! Aber sie kommen voller Begeisterung jede Woche und sprudeln dauernd über vor lauter neuen Erlebnissen. Einer fällt dem anderen ins Wort. Die Mutter lässt sich diesmal lang und breit über ihre neue Waschmaschine aus.

»Carolin, ich hab 'ne neue Waschmaschine.«

Und dann nuschelt sie sich zahnlos etwas in den Bart, was ich beim besten Willen nicht verstehen kann. Ich grinse sie freundlich an und versuche zu erraten, was sie da erzählt. Immer wieder fällt das Wort UMIN. Sie ist unglaublich stolz auf die UMIN ihrer Waschmaschine. Was das genau ist, kann sie mir gar nicht erklären.

»Die Geschwindigkeit von dat Ding eben. Wie viel UMIN hat denn deine?«

Ich muss die Schultern zucken. Keine Ahnung. Zuhause google ich erst mal den Begriff UMIN und lese »Umdrehungen pro Minute«. Aha ... Quasi ein Wort, welches dem deutschen AKÜWA (Abkürzungswahn) zum Opfer fiel. Da möchte ich natürlich nicht länger abseits stehen. Ich eruiere die UMIN meiner Waschmaschine, und eine Woche später liebt mich diese Mutter noch mehr, als ich mit meinem Ergebnis aufwarte. Ihre Waschmaschine hat nämliche eine höhere UMIN Zahl. Da hab ich ja noch mal Glück gehabt!

Aber zurück zu ihrem Sohn. Für gewöhnlich können die Kinder irgendwann ein »K« isoliert bilden und später dann auch in Konsonantenverbindungen. Bei Kai ist das Gegenteil der Fall.

Seinen Namen kann er nicht aussprechen, er verkündet aber jedes Mal voller Inbrunst, er müsse mal zum Klo. Ich wundere mich darüber, dass die weitaus schwierigere Verbindung »Klo« so gut klappt. Am Ende der Stunde fragt Kai mich, ob wir zum »Topierer« gehen können. Ich weiß genau, warum. Er brennt nicht etwa darauf, Hausaufgaben von mir zu bekommen. Nein, weit gefehlt. Neben dem Kopierer haben mein Kollege und ich einen Kicker aufgebaut, mit dem die Therapiekinder gelegentlich eine Runde spielen dürfen.

»Nur, wenn du das Wort Kopierer richtig aussprichst!«, erpresse ich den jungen Mann.

»Topierer, Topierer, To … To …«, weiter kommt er nicht und ist völlig frustriert.

»Was ist mit Klopierer?« schlage ich vor.

»Klar, Klopierer!«

Kai grinst wie ein Honigkuchenpferd. Seit diesem Tag sind wir Woche für Woche zum Klopierer gegangen. In besonders hoher UMIN Zahl, wie man sich sicher denken kann.

Kapriziöse Praktikanten

In fünfzehn Jahren als Logopädin begegnet man vielen Praktikanten. Die einen sind super, lernen gern und schnell, legen ein hervorragendes Examen hin und werden im besten Fall später sogar eingestellt. Bei anderen hingegen möchte man schreiend davonlaufen.

Ich hatte mal einen türkischen Praktikanten, nennen wir ihn Mahmut. Zu sagen »Er war sehr von sich überzeugt« ist eine Untertreibung …

Mahmut machte Fachabitur an einem Essener Berufskolleg. In der Regel nimmt man lieber Praktikanten, die bereits eine Logopädieausbildung machen, aber da Mahmuts Schwester sich in unserer Praxis in Behandlung befand, wurde eine Ausnahme gemacht.

Mahmut schlurft an seinem ersten Praktikumstag mit Ohrstöpseln in die Praxis, grüßt kurz und nimmt mir gegenüber Platz. Ich versuche, ihm zu verstehen zu geben, dass mir gegenüber der Patient sitzt und der Praktikant in der Regel über Eck, also quasi vor Kopf des Tisches. Ich kann nur leider nicht zu Mahmut durchdringen, da er mich nicht hört. Genervt – gelangweilt schaut er aus dem Fenster. Sein RBF (Resting Bitch Face) macht dem von Kristen Stewart und Kanye West alle Ehre.

Ach was, Mahmut ist der Erfinder des RBF!

Erst als ich auffällig winke, reagiert er. Er nimmt den Ohrstöpsel an einer Seite heraus. Immerhin. Ich erkläre ihm die Sitzordnung, er will weiter Musik hören.

Auf meine Frage, ob er seine Stöpsel nicht mal weglegen wolle, entgegnet er: »Ja, um acht. Wenn's anfängt!«

Ich muss mich erst einmal sammeln. Was für eine dreiste Antwort! Ihn scheint's nicht zu stören, er wippt fröhlich mit dem Kopf.

Einige Stunden später, auf dem Weg zu einem Hausbesuch, sitzt Mahmut neben mir auf dem Beifahrersitz und hat wieder seine obligatorischen Stöpsel im Ohr. Erst nach erneuten Zeichen meinerseits hört er mir zu.

»Interessiert dich nicht, wo wir jetzt hinfahren?«, erkundige ich mich.

»Weiß ich doch schon!«, erwidert er.

»Zu Frau mit MS.«

»Okay, und kennst du diese Erkrankung? Die bringt ja auch einiges an logopädischen Problemen mit sich.«

»Ja, ich weiß«, lautet seine knappe Antwort und er steckt sich seine Stöpsel wieder ins Ohr.

Unglaublich.

Ich beschließe, Mahmut vor die Wahl zu stellen: Stöpsel raus oder Praktikum beendet. Er zieht einen Flunsch, hört von nun an aber immer fein brav in der Mittagspause Musik. Dass er diese Zeit ja ebenfalls nutzen könnte, um Fachliteratur zu lesen oder mir Fragen zu stellen, brauche ich ihm gar nicht erst anheim tragen, fürchte ich.

Als eine sehr schwierige Aphasie-Patientin an der Reihe ist, setze ich Mahmut vorher ins Bild.

»Die Dame ist nicht ohne. Sie hat nicht nur eine Halbseitenlähmung und eine massive Sprachstörung, sondern ist auch in ihrer Persönlichkeitsstruktur verändert, seitdem das Aneurysma in ihrem Kopf geplatzt ist.«

Mahmut erwidert Kaugummi kauend: »Kein Problem.« Er spuckt das Kaugummi nicht aus. Ich muss ihn darum bitten.

»Lass am besten mich die Stunde machen, schau du nur zu!«

Mahmut ist nämlich, sofern er keine Stöpsel in den Ohren hat, auch Meister des gefährlichen Halbwissens und glänzt mit schlichtweg inkorrekten Fakten über Gott und die Welt. Bei dieser Patientin muss ich selbst aber aufpassen wie ein Schießhund, um nichts Falsches zu sagen. Sie ist sehr pingelig und schnell eingeschnappt. Neben mundmotorischen Problemen hat sie eine Wernicke-Aphasie, auf die ich ja bereits eingegangen bin.

Mahmut ist zum ersten Mal in seinem Praktikum interessiert an etwas. Er versucht, der Patientin bei den Übungen zu helfen, ich muss ihn fast ein wenig bremsen.

Zwei Tage später kommt die Patientin wieder zur Sprachtherapie. Wir nehmen am Tisch Platz, Mahmut ist Feuer und Flamme und beginnt zu sprechen, kaum dass wir uns begrüßt haben.

»Frau R., weißt du, mein Vater hat 3er BMW. Der hatte erst 2er BMW, aber hat der geschrottet, nä. Voll gegen so'n Pöller geknallt. Jetzt hat der 3er BMW.«

Frau R.s Gesichtsausdruck schwankt zwischen Ekel und Aggression.

»Muss er dabei sein?«, fragt sie schließlich zögerlich.

»Möchten Sie die Stunde lieber allein verbringen?«, biete ich an.

Frau R. seufzt erleichtert auf.

»Ja, bitte.«

Mahmut ist verblüfft und fast schon traurig, als ich ihn zu meiner Kollegin herüber geleite, wo er sich eine Kindertherapie ansehen darf.

Nach der Stunde knöpfe ich mir Mahmut vor.

»Wir hatten ausgemacht, dass nur ich spreche, oder?«

»Ja, stimmt«, gibt er zu.

»Und warum erzählst du dann irgendwas von geschrotteten Autos? Diese Patientin ist nicht einfach, das habe ich dir vorher schon gesagt!«

»Ja, aber du machst das auch immer so. Letztes Mal hat die was von ihrer Katze erzählt und dann du von deiner, und dann habt ihr voll das langweilige Gespräch über Katzen geführt! Da dachte ich, ich kann auch erzählen.«

Dachte er. Ich kann wieder einmal nur mit dem Kopf schütteln.

»Mahmut, du bist aber nicht der Therapeut, sondern der Praktikant. Und wenn man ein Thema aufgreift, das vom Patienten kommt, dann dient das zur Verbesserung und Intensivierung des Kontaktes. Dann ist es auch schon mal okay, ein »langweiliges Gespräch« zu führen.«

Allerdings nicht, wenn man der Praktikant ist, dem vorher was anderes gesagt wurde.

Mahmut zeigt sich reumütig.

»Soll ich dir Pommes holen gehen?«

Da kann ich nicht nein sagen. Ich verzeihe Mahmut.

Aber nur bis zum nächsten Tag. Denn meine Chefin hat »Schuhverbot« für die ganze Praxis verhängt und uns aufgefordert, in Pantoffeln zu arbeiten.

Mahmut bringt sich Birkis mit in die Praxis und schon bald ist mein Therapieraum von einem Odeur erfüllt, das mich fast ohnmächtig werden lässt. Fußgeruch de luxe.

Nachdem ich meine eigenen Füße überprüft habe, lasse ich unauffällig einen Stift in Mahmuts Nähe fallen, bücke mich und merke: Es sind Mahmuts Füße, die so müffeln. Ich verdrehe die Augen und zähle die Tage bis zu Mahmuts Praktikumsende.

Am Ende der Woche ist immerhin die Hälfte geschafft, ich schlage insgeheim drei Kreuze.

Mahmuts Lehrer kommt zum »Bergfestgespräch«.

Er fragt Mahmut, wie ihm sein Praktikum bislang gefällt und ob der Beruf etwas für ihn wäre.

»Macht schon Spaß«, erwidert Mahmut.

»Aber später möchte ich auf keinen Fall dauernd Patienten machen, so wie Carolin. Vielleicht werd ich mal Chef von Praxis«, trumpft er auf. Sein Lehrer grinst.

»Das freut mich, dass es dir so gut gefällt.«

Genau, Mahmut. Besteh du erst mal dein Examen! In mir kocht schon wieder die Wut über diesen kleinen Großkotz.

»Frau Sandner, haben Sie denn noch Fragen oder ein Anliegen?« Die Frage des Lehrers reißt mich unvermittelt aus meinen Mordfantasien.

Ja, habe ich. Ich schicke Mahmut zur Imbiss-bude und rede unter vier Augen mit seinem Berufsschullehrer.

Zuallererst schildere ich die Ohrstöpsel-Eskapa-den und das permanente Kaugummigekaue.

Der Lehrer zuckt nur mit den Schultern.

»Das ist ganz normal. Seine Mitschüler haben alle Stöpsel in den Ohren. Wir sagen da nichts mehr zu, Hauptsache, die sind ruhig.«

Ich reiße entsetzt die Augen auf und kann es kaum fassen.

»Punkt zwei wäre: Mahmut hat überhaupt kein Allgemeinwissen. Er kennt weder Hauptstädte, noch Länder, kann Sonne, Mond und Sterne nicht auseinander halten und sein Deutsch ist extrem ausbaufähig. Ganz ehrlich: Das gibt nichts mit dem Fachabi, in diesem Leben nicht mehr.«

Der Lehrer sieht mich durchdringend an und er-klärt mir dann:

»Mahmut ist mein bester Schüler!«

Ich bin entsetzt.

»Soll das heißen, die rasseln dann alle durch?«, frage ich mein Gegenüber.

»Nein, das heißt, dass unsere Schule die Fachabi-prüfungen den Schülern entsprechend anpasst. Sie müssen sich vor Augen führen, dass auf die Frage, die am ersten Tag allen Schülern gestellt wird, näm-lich: Warum bist du hier? niemand antwortet: Um Fachabi zu machen! Die antworten alle: Hab keine Ausbildung bekommen, meine Eltern brauchen Kindergeld, und und und.«

Ich bin schockiert.

»Ja, aber spätestens an der Fachhochschule werden diese Kids doch komplett scheitern!«, stammle ich.

»Das ist sogar sehr wahrscheinlich. Aber leider dann auch nicht mehr unser Problem! Oder Gott sei Dank!«

Spricht er, packt seine Tasche und richtet ein letztes Mal das Wort an mich.

»Ich bin auf jeden Fall sehr zufrieden, dass es hier so gut läuft. Da habe ich schon ganz andere Praxisbesuche durchgeführt.«

Mir verschlägt es die Sprache. Die anderen Praktikanten möchte ich gar nicht erst kennenlernen.

Glücklicherweise ist bald ein Ende in Sicht, und ich nehme erst einmal für viele Jahre keine Schülerpraktikanten mehr an.

Mahmut hat mich geheilt.

Nicht minder kapriziöse Kollegen und Vorgesetzte

Meinem allerersten Chef muss ich morgens die Hand geben. Wir Kolleginnen sind gezwungen, an seine Zimmertür zu klopfen, um Einlass zu bitten und ihm die Hand zu geben. Sehr gerne winkt er dann je nach Tagesfassung sofort ab und meckert los: »Jetzt nicht, Sie stören. Merken Sie das nicht?«

Dieses kranke Ritual ist mir von Anfang an zuwider und so beschließe ich, morgens ganz normal in meinen Raum zu gehen und ihn nicht mehr zu stören. Bis er eines Morgens quer durch die ganze Praxis brüllt:

»Frau Sandner, Sie können mir ruhig morgens die Hand geben. Ich hab nicht die Handfäule!«

Vor allen Patienten und Mitarbeitern. Unangenehm hoch zehn. Als er dann auch noch meint, mir mit steter Regelmäßigkeit auf dem Hintern herumtätscheln zu müssen, lege ich ihm meine Kündigung auf den Tisch.

Kurz darauf fahre ich zu einem Vorstellungsgespräch, welches erst einmal recht positiv beginnt. Der Praxisinhaber zeigt mir sämtliche Räume und Materialien, danach setzen wir uns an seinen Schreibtisch.

Es klopft und seine hochschwangere Mitarbeiterin verabschiedet sich ins Wochenende. Als die Tür ins Schloss fällt, seufzt er auf.

»Was bin ich froh, wenn ich die Schlampe nicht mehr sehen muss!«

Meine Augenbrauen heben sich unmerklich. Das hat er jetzt nicht ernsthaft gesagt, oder? Was meint er denn, wen er vor sich hat? Die nächste Schlampe, auf die er dann bald keinen Bock mehr hat? Im Prinzip müsste ich aufstehen und gehen – heutzutage mit vierundvierzig würde ich es auch tun – ich bleibe aber sitzen, bringe das Gespräch hinter mich und spreche am Wochenende sofort bei der Praxis auf Band. Ich ziehe meine Bewerbung zurück. Da würde ich ja vom Regen in die Traufe kommen!

Die weiblichen Pendants in der Branche sind mitunter nicht viel besser. Ich hatte Chefinnen, die während der Therapiestunde ausgiebig ihrer WhatsApp-Leidenschaft nachgingen oder gar ihren Raum für mindestens fünfzehn Minuten verließen, um mit den Mitarbeitern zu schnacken. Ich hatte Chefinnen, die alle paar Monate Mitarbeiter aus unerfindlichen Gründen rausschmissen und ihnen sofort Hausverbot erteilten. Chefinnen, die nach meinem Weggang dem kompletten Team sehr private Gründe meiner Krankschreibung weitergaben. Und in einer Sache stehen sich sowohl männliche als auch weibliche Chefs in nichts nach: Dem Zuballern der Mitarbeiter mit Therapien.

Vierzig Arbeitsstunden sind ein dehnbarer Begriff. In der Ausbildung lernt man: Eine Therapie dauert fünfundvierzig Minuten, fünfzehn Minuten dienen der Vor- und Nachbereitung. Das macht also bei einer Vierzigstundenwoche dreiundvierzig einbestellte Patienten (die Ausfälle trägt in der Regel der Mitarbeiter).

Nicht wenige Chefs rechnen wöchentlich nach und wenden sich dann an die Logopädin:

»Wieso hast du nur dreiundvierzig Einheiten? Du musst mehr Patienten einbestellen! Vierzig Zeitstunden entsprechen mehr als fünfzig Patienten« Ich habe das mehr als einmal erlebt. Und ich habe mehr als einmal Kolleginnen erlebt, die bei fünfzig und mehr Patienten die Woche nur noch ein Häufchen Elend waren, welches sich Abend für Abend in den Schlaf weint. Bei meiner ersten Stelle hab ich mich auch noch so abziehen lassen. Logisch, Berufsanfängerin, man will nichts falsch machen und so weiter. Aber direkt bei der zweiten Stelle habe ich darauf bestanden, dass der Passus mit den Therapieeinheiten in den Vertrag aufgenommen wird. Als gute Logopädin hat man nicht nur Pflichten, sondern auch Rechte.

Es gibt übrigens auch Praxen, die werben mit »überdurchschnittlich hohem Verdienst« und sprechen dann im Vorstellungsgespräch von dreizehn Euro. Seit Jahren zahlt jede gute Praxis mindestens fünfzehn, die weniger loyalen zahlen vierzehn. Aber dreizehn? Und dann auch noch beworben als ÜBERDURCHSCHNITTLICH? Womöglich liegt da eine Fehlinterpretation des Wörtchens ÜBER … Die Urlaubstage schwanken auch sehr stark von Praxis zu Praxis, das Übelste, was mir je geboten wurde, waren 24, das Beste waren 30.

Mein Lieblingskollege, mit dem ich auch die Praxis gegründet habe, zahlt seinen Angestellten gute

Sätze. Er achtet auch explizit darauf, dass niemand mehr als vierzig Einheiten macht, er möchte seine Mitarbeiter nicht verheizen. Sehr sinnvoller Ansatz.

Herr D.

Herr D. begegnet mir zum ersten Mal in der ersten Praxis, in der ich direkt nach dem Examen für wenige Monate arbeite. Wir erinnern uns, die Praxis mit dem Chef, der NICHT an der Handfäule erkrankt ist.

Herr D. ist etwa vierzig, halbseitengelähmt und betritt zusammen mit seinem Vormund die Praxis. Sein strähniges Haar fällt ihm ungekämmt in die Stirn, sein fleckiges Hemd hängt ihm halb aus der Hose. Er riecht stark nach Alkohol.

Der Betreuer ist auch nicht viel vertrauenerweckender. Er sieht aus wie ein Lude.

Sein Hawaiihemd trägt er aufgeknöpft, sein Goldkettchen liegt auf seinem Brusthaar. Und davon hat er nicht wenig. Das Haupthaar ist blondiert. Er wiederum riecht extrem stark nach Aftershave und zieht mich mit Blicken aus.

»Ja, Mensch, Herr D. Da können Sie sich aber freuen, so eine junge hübsche Logopädin zu bekommen. Da macht die Therapie bestimmt doppelt Spaß.«

Herr D. grunzt – oder lallt – unverständliche Worte vor sich hin. Von seiner Fahne wird mir übel. Am liebsten möchte ich spontan auf den Tisch kotzen ob dieser beiden Herren.

Glücklicherweise wechsle ich schon bald die Stelle und bin Herrn D. erst mal los. Doch ein Sprichwort besagt: »Man sieht sich immer zweimal.«

So auch in diesem Fall. Bei der neuen Stelle gibt es wenige Monate später eine Anmeldung für einen Hausbesuch. Frische Aphasie, Patient mit einem Schlaganfall, der erst wenige Tage her ist. Herr D.

Meine Chefin bestimmt, dass ich hinfahren soll.

»Den kenne ich, den hatte ich in der alten Praxis. Wenn es nicht unbedingt sein muss, würde ich lieber nicht dorthin fahren«, entgegne ich lahm.

»Kann eigentlich nicht sein, hier hat der gesetzliche Vormund angerufen und mitgeteilt, dass der Schlaganfall ganz frisch sei«, berichtet meine Chefin.

Bei dem Gedanken an den Vormund vergeht mir wieder alles. Definitiv sind das die beiden, mit denen ich schon die Ehre hatte. Wahrscheinlich hatte der Mann einfach nur einen Re-Insult, also einen erneuten Schlaganfall.

Meine Chefin bestimmt, dass ich hin MUSS, da keine andere Logopädin Kapazitäten hat.

»Wenn es gar nicht geht, finden wir eine Lösung, aber bitte probiere es erst einmal, Carolin!«

Die Traumtherapie meines Lebens beginnt.

In der ersten Stunde ist der Vormund wieder mit anwesend.

Er überschlägt sich fast vor lauter Begeisterung.

»Frau Sandner, das ist ja eine Überraschung. Ihre alte Praxis hatte gar keinen Termin für einen Hausbesuch frei. Herr D. ist jetzt nicht mehr mobil, wir konnten dort nicht mehr hin. Er hatte wieder einen Schlaganfall, müssen Sie wissen …«

Und trinkt heiter weiter! ergänze ich in Gedanken, denn ich rieche es auch schon wieder.

»Okay!« Ich nicke und schreibe mit.

»Ja, und wie der Zufall so will, habe ich dann in den Gelben Seiten nach einer anderen Praxis gesucht und bin auf Ihre hier gestoßen. Das nennt man dann wohl Bestimmung!«

Innerlich rolle ich mit den Augen, lächle aber freundlich.

It was meant, wie der Amerikaner sagt. Reich mir mal den Übelkübel, ich glaube, mir wird kübelübel.

Bis auf die Tatsache, dass Herr D. jetzt nirgendwo mehr hinlaufen kann, da seine Lähmung noch ausgeprägter ist, hat sich nicht viel verändert. Seine Sprachstörung ist immer noch dieselbe: Broca-Aphasie. Im Gegensatz zur Wernicke-Aphasie, bei der die Patienten ungebremst drauflos reden, erscheint die Sprache von Broca-Aphasikern unflüssig und stark verkürzt – man spricht auch von Telegrammstil.

Die Wortfindung ist mühsam und verzögert, häufig werden lautliche Veränderungen von Wörtern wie »jegan« für »gegangen« verwendet. Hinzu kommt, dass Herr D. sehr stark berlinert, das macht das Ganze noch unverständlicher. Sein Lieblingswort ist »Nee.«

Sonderlich viel Interesse an Sprachtherapie scheint Herr D. nicht zu haben. Auch die Frage, woran er gern arbeiten möchte, beantwortet er mit »nee«.

In Stunde Nummer zwei öffnet mir Herr D. im T-Shirt und in Unterhose die Tür. Die Unterhose hat vorne große gelbe Flecken und hinten braune, stelle ich fest, als Herr D. vor mir ins Wohnzimmer wankt.

Kann man eigentlich eine Gefahrenzulage be-
antragen als Logopädin?, frage ich mich, als ich
mit spitzen Fingern eine Salamischeibe vom Sofa
klaube, um überhaupt erst einmal Platz nehmen zu
können.

Herr D. riecht wie eine Kneipe. Von seinem Betreuer habe ich erfahren, dass er angeblich trocken
sei. Dem ist offenbar nicht so. Aufgrund seiner Lähmung kann er ja nun auch schlecht das Haus verlassen und an Alkohol kommen. Wie macht der Mann
das also? Die Frage lässt mich nicht los, also stelle
ich sie ihm. Zum ersten Mal seit unserer Bekannt-
schaft bringe ich ihn zum Grinsen.

»Taxi!«, gibt er zu.

Naja, er ist offenbar mit allen Wassern gewa-
schen. Ganz schön gewieft. Ich beschließe, meine
Chefin zu fragen, ob ich verpflichtet bin, mit be-
trunkenen Patienten zu arbeiten.

Bin ich nicht, erfahre ich in der nächsten Woche,
weswegen ich auch das eine oder andere Mal auf
dem Absatz kehrtmache und wieder fahre, wenn
Herr D. mir jenseits von Gut und Böse die Tür
öffnet.

An manchen Tagen ist er scheinbar so betrunken,
dass er gar nicht öffnet.

Ich bin immer sehr, sehr reserviert und vorsichtig, was meine Wortwahl angeht. An schlechten
Tagen brüllt Herr D. mich auch schon mal an, wenn
ihm das gesuchte Wort nicht einfällt. Oder er wei-
gert sich, seine Übungen durchzuführen. Sicher
gibt es auch zwischendurch immer mal Situationen,
in denen wir lachen, aber im Großen und Ganzen

fährt bei mir immer ein wenig Bauchweh mit auf diesen Hausbesuchen. Dementsprechend bin ich auch sehr froh, als die Therapie eines Tages abgebrochen werden muss, da Herr D. dreimal in Folge die Tür gar nicht mehr geöffnet hat.

Es ist nicht davon auszugehen, dass ihm etwas zugestoßen ist, da ein Nachbar mir über nächtliche Ruhestörungen berichtete. Folglich ist einfach nur davon auszugehen, dass sein Interesse an Alkohol größer war als das an der Verbesserung seiner Sprache.

Jenna

Jenna ist bei der Anmeldung drei Jahre alt und spricht komplett unverständlich. Weder die Erzieherinnen noch die anderen Kinder im Kindergarten verstehen sie. Sie ist sehr aufgeweckt, vermag auch alles zu benennen, nur eben in ihrer völlig eigenen Sprache. Ganz oft haben Kinder, die so schlecht sprechen, eine Sprachentwicklungsverzögerung, bei der dann auch das Sprachverständnis, der Wortschatz und die Grammatik betroffen sind. Bei Jenna ist das nicht der Fall.

Nach der Anamnese und der Lautprüfung protokolliere ich Jennas spontansprachliche Äußerungen während eines Freispiels. Das bedeutet, dass ich auf meinem Spielteppich mit ihr einen Zoo aufbaue und mir zwischendurch immer wieder Notizen mache, wie Jenna welches Wort ausspricht. Hinterher setze ich mich dann an meinen Schreibtisch und werte das Gehörte aus. Man kann die Sprachfehler in sogenannte »phonologische Prozesse« einteilen. Bei Jenna ist der vorherrschendste die Plosivierung. Sie bildet anstelle beinahe jeden anderen Lautes ein Plosiv, also einen Verschlusslaut, wie zum Beispiel, P, B, K, G, T, D. Sie begrüßt mich Woche für Woche freudestrahlend mit »Hallo, Pau Dandner!« und grinst dazu.

Meine Kollegin runzelt die Stirn und flüstert mir zu: »Wie nennt sie dich? Paul Sandner?« und schon ist mein neuer Spitzname geboren.

Jenna kommt sehr lange zur Sprachtherapie, immer zweimal in der Woche, und ich arbeite mich mit ihr von all den Lauten, die man als Erstes können muss, durch, bis zu den Lauten, die ganz am Ende stehen. Zwei Jahre später sind wir am Ziel unserer Reise angekommen, und von allen fehlgebildeten Lauten ist nur noch ein leichtes Lispeln übrig geblieben (welches man auch nach dem Frontzahnwechsel behandeln kann), als Jenna plötzlich anfängt zu stottern.

Da sie therapiemüde ist und wirklich eine Pause gebrauchen kann, vereinbare ich mit der Mutter, Jenna kurz vor der Einschulung, also in drei Monaten, noch einmal wiederzusehen.

Das Stottern ist drei Monate später noch da, und die Mutter macht sich sehr große Sorgen, was immer ein Indikator für die Aufnahme einer Stottertherapie ist.

Glücklicherweise liebt Jenna ihren »Paul Sandner« immer noch, und sie kommt nun auch wieder gern. Ich arbeite mit ihr nach »Mini-Kids«, KIDS steht hierbei für Kinder Dürfen Stottern. Sie erlernt ein angstfreies, entspanntes Stottern und kann schon bald mit wenigen Unflüssigkeiten in der Sprache als geheilt entlassen werden.

Man lebt gefährlich

Wie bereits erwähnt, ist mein Job nicht ganz ungefährlich. In Acht nehmen muss man sich vor
Männern, deren Frontalhirn verändert ist und die
plötzlich losbrüllen und um sich schlagen, aber
manchmal verbergen sich auch ziemliche Gefahren
hinter kleinen, zierlichen Frauen im Rollstuhl ...

Frau P. leidet an Multipler Sklerose im fortge-
schrittenen Stadium. Sie sitzt im Rollstuhl, kann die
Wohnung nicht mehr verlassen. Ihre Aussprache ist
stark verwaschen. Ich übernehme diesen Hausbesuch von meiner Chefin.

»Versuche am besten, nur durch den Mund zu
atmen. Der Geruch nach Katzenpisse ist ziemlich
penetrant!«, warnt sie mich vor. Und vor meinem
inneren Auge fallen schon die »Wetten Dass«-
Buchstaben in sich zusammen. Das kann ja heiter
werden. Und das mir, die ich ohnehin schon so ge-
ruchsempfindlich bin.

Mit gemischten Gefühlen fahre ich zu Frau P.
Sie wohnt in einem Wohnblock, in dem primär So-
zialhilfeempfänger wohnen. Bis auf die Tatsache,
dass sie und ihre Wohnung wirklich mehr als un-
gepflegt daherkommen, ist die Therapie aber sehr
angenehm. Frau P. ist schmächtig und käsig im Gesicht. Ihre Haare könnten auch mal wieder gewa-
schen werden, aber vermutlich hat sie keinen, der
das übernimmt. Sie möchte unbedingt an ihrer Aus-

sprache arbeiten. Sie hat einen Lebensgefährten, der sie kaum noch versteht. Er wohnt nicht bei ihr und ist auch während der Stunden nicht zugegen. Wir arbeiten an Lautstärke, Höhen und Tiefen und Verständlichkeit. Plosive, also Sprenglaute, helfen hier, wie zum Beispiel die Silben »Pa Ta Ka« mehrmals hintereinandersprechen. Hierbei sind schnelle, abwechselnde Bewegungen der Lippen und der Zunge vonnöten, daher ein sehr gutes Training.

Eines Tages ist alles ganz anders als sonst. Frau P. öffnet mir wie immer die Tür und rollt mit ihrem Rollstuhl vor mir her. Sie scheint nervös zu sein, wirkt fahrig und kann sich gar nicht auf unsere Übungen konzentrieren.

Ich fühle mich auch anders als sonst, nehme eine »geladene Atmosphäre« wahr.

Mitten in der Stunde klingelt es auf einmal an der Tür. Zwei Polizisten bitten um Einlass. Sie haben ein Fahndungsfoto dabei.

»Kennen Sie diesen Mann?«, fragen sie.

Ich schüttle den Kopf.

»Wer sind Sie überhaupt?«, lautet die nächste Frage.

»Ich bin hier nur die Logopädin«, erwidere ich schnell.

Die Beamten nehmen meine Daten trotzdem auf.

»Aber Sie kennen den Herrn, oder?«, wird Frau P. gefragt.

»Ja, aber den habe ich schon laaaange nicht mehr gesehen«, kommt es verwaschen aus ihrem Mund.

Die beiden Polizisten schreiben sich peinlichst genau auf, in welchem Bezug Frau P. zum Gesuch-

ten steht – er ist der Sohn ihres Lebensgefährten –
wann sie ihn zum letzten Mal gesehen hat und wo
und verschwinden dann wieder.

Ich fahre mit der Therapie fort, als plötzlich die
Schlafzimmertür aufgeht.

»Danke!«, tönt ein pickeliger junger Mann in
Richtung von Frau P. und starrt mich währenddes-
sen skeptisch an.

»War ganz schön stickig unter deinem Bett!«

Mein Herz rast wie verrückt. Das darf doch nicht
wahr sein! Mir entgleisen die Gesichtszüge. Ich
schweige aber vorsorglich und versuche, die Stunde zu einem guten Ende zu bringen. Wer weiß, ob
der Typ bewaffnet ist oder gewalttätig ...

Er schnappt sich noch eine Banane, schaut prüfend durch alle Fenster, die die Wohnung zu bieten
hat, und verlässt dann das Haus.

Frau P. blickt mich entschuldigend an und zuckt
dann mit den Schultern.

»Gottfried hat gesagt, ich soll die Klappe
halten.«

Anstelle einer Antwort nicke ich nur gespielt
verständnisvoll, während mein Herz mir immer
noch bis zum Hals schlägt.

Was bin ich froh, als ich endlich wieder in die
Praxis zurückfahren darf!

Dort angekommen rufe ich sofort bei der Polizei an. Und siehe da: Die Herren hatten bereits
den Verdacht, dass der junge Mann sich bei seiner
»Stiefmutter« aufhalten könne, es waren mehrere
Hinweise eingegangen.

Leider ist er aber in der Zwischenzeit schon über alle Berge getürmt, und so gehen die Beamten erfolglos meinem Hinweis nach.

Zum Glück habe ich den Verbrecher nie wieder gesehen, trotz allem ist aber bei jedem Hausbesuch ein komisches Gefühl im Bauch geblieben.

»Obcht und Gemüche«

Leo geht in die erste Klasse und kommt auf Anraten der Grundschullehrerin. Er kann immer noch sämtliche Zischlaute nicht aussprechen, also »CH«, »SCH« und »S« und hat auch Schwierigkeiten, sich mehrere Begriffe – ITEMS – zu merken. Nach einer Lautprüfung und einem weiteren Test wird schnell klar: Neben einer ganz normalen Dyslalie, also Artikulationsstörung, hat Leo auch eine zentral-auditive-Verarbeitungsstörung, die ihm das Leben schwer macht. Mehr als drei Wörter in Folge kann er sich nicht merken, wobei er als Siebenjähriger schon ungefähr fünf Wörter können müsste. Man sagt immer »Alter minus eins«, wobei aber bei fünf dann auch Schluss ist. Ich schätze, da hört es selbst bei mir auf.

Seine Probleme mit der Merkspanne kommen ihm auch bei der korrekten Bildung der Zischlaute in die Quere. Innerhalb weniger Wochen erlernt er zwar das »CH«, aber der Transfer in die spontane Sprache gestaltet sich schwierig.

Wir spielen »CH-Memory«, und er deckt die Früchte auf. Gewieft, wie er ist, weiß er, dass das Wort ein »CH« enthalten muss. »Obcht«, ruft er also aus.

»Nein, das sind FRÜCHTE«, korrigiere ich ihn. Etwa drei Minuten später deckt Leo wieder dieselbe Karte auf und erinnert sich noch an seinen letzten Versuch.

»Gemüche«, sagt er nun stattdessen.

»Nein, es fängt mit »FR« an«, will ich ihm helfen und lasse das »R« auf meiner Zungenspitze rollen.

Leo lacht und freut sich über mein rollendes »R«.

Er probiert sein Glück. »Frobcht?«

Wir lachen gemeinsam.

»Früchte!«, erwähne ich abermals.

Er deckt noch viele Male dieselbe Karte auf, bekommt es kein einziges Mal hin, sich den Begriff »Früchte« einzuprägen. Stattdessen machen wir beide lustige Propellergeräusche. »FR FR FR«.

Ich bin sehr froh, dass auch die Mutter tiefenentspannt mit dem Defizit ihres Sohnes umgeht. Nach langen Gesprächen mit der Kinderärztin und der Lehrerin wird vorerst eine Logopädie-Pause vereinbart. Leo soll zunächst Ergotherapie bekommen. Ich halte das für eine sehr gute Idee.

Mir fällt ein anderer Fall ein, den ich vor vielen Jahren hatte. Der Junge hatte ebenfalls massive Probleme mit der Merkspanne. Der Vater wollte es mir erst nicht glauben, und als ich ihn dann bat, an der Stunde teilzunehmen, rutschte er dauernd unruhig auf dem Stuhl herum, verdrehte die Augen und forderte seinen Sohn ununterbrochen auf, die Begriffe korrekt zu benennen. Was dieser nicht konnte, da er sie sich nicht merken konnte.

Irgendwann sprang der Vater wutentbrannt auf und rannte aus dem Raum mit den Worten:

»Das kann ich mir nicht ziehen!«

Der Junge tat mir sehr, sehr leid, und ich habe ihn besonders häufig gelobt, aber natürlich wäre es extrem wichtig gewesen, dass das Lob von seinem Vater käme und nicht von mir.

Prinzipiell bin ich auch nach fünfzehn Jahren immer wieder erstaunt darüber, wie eingeschränkt die Wahrnehmung der Eltern ist, wenn es um das eigene Kind geht.

»Eigentlich kann der das!«, ist schon fast ein geflügeltes Wort in der Logopädie.

Das Kind bringt zum Verrecken kein »SCH« hervor, aber »Eigentlich kann der das«.

Das Kind hat massive Schwierigkeiten mit der Lautsynthese, also zum Beispiel die Laute »Z«, »U« und »G« einzeln vorgesprochen zu dem Wort »Zug« zu synthetisieren, aber »eigentlich kann der das«.

Ich muss mir immer innerlich kleine Mantren vorsingen, um ruhig zu bleiben, denn viele Eltern interessiert gar nicht, was ich feststelle, wenn ohnehin schon klar ist, dass »der das eigentlich kann«.

So zum Glück aber nicht bei Leo. Seine Mutter hat vier Kinder und sie hat auch schon bemerkt, dass mit seiner Merkspanne etwas nicht stimmt. Er darf also mit seinen Stärken und Schwächen einfach er sein und kommt hoffentlich demnächst wieder in meine Praxis. Dann machen wir wieder Propellergeräusche, die er »eigentlich ziemlich gut kann.«

Kleine Satansbraten und inkonsequente Eltern

Allzu ausufernd möchte ich mich zu dem Thema nicht äußern, es gibt genügend Literatur. Einige grundlegende Gedanken sind mir jedoch wichtig. Meine Lebensmaxime ist: »Meine Freiheit endet dort, wo die Freiheit des anderen anfängt.« Falls das verständlich ist.

Ich will es kurz erläutern:

Nahezu sämtliche Therapiekinder betreten meinen Raum und sind von Stund an der Meinung, sie könnten tun und lassen, was sie wollen. Das ist völlig normal, alle kleinen Kinder sind Narzissten, die erst nach und nach lernen, dass die Welt nicht nur ihnen allein gehört. Jetzt ist die spannende Frage: Wer bringt ihnen das denn bei?

Die Antwort darauf lautet: Die Eltern! Und das sehen die meist ganz anders. Sobald sie ihrem Kind »Tschüss« gesagt und meinen Therapieraum verlassen haben, ist klar, dass ich das Regiment übernehme. Auch wenn mir hier so mancher kleiner Knirps schon erzählen wollte: »Du hast mir gar nichts zu sagen, du bist nämlich nicht meine Mama!«

Ich antworte dann immer freundlich, aber bestimmt: »Irrtum! Ich hab hier alles zu sagen, ich bin hier der Chef!«

In der Regel glauben mir die Kinder das dann auch.

Die Grenzen des Zuständigkeitsbereiches verschwimmen jedoch sehr deutlich, sobald die Eltern meinen Raum zum Elterngespräch wieder betreten. Die meisten Eltern fühlen sich nicht verantwortlich für ihr Kind.

Während wir uns über die Stunde unterhalten, machen die Kinder im wahrsten Sinne des Wortes einen »Abriss«. Schubladen werden aufgerissen, Spielzeug aus Schränken geholt, Bälle umher gekickt und so weiter. Die Einzige, die dazu was sagt, bin in der Regel ich. Und da geht nicht nur mir die Hutschnur hoch. Mein Kollege hat aus diesem Grund die Türknaufe seines Spieleschrankes in etwa 1,80 m Höhe angebracht, sodass nur er den Schrank öffnen kann. Diese Idee ist genauso clever wie erschreckend. Er setzt also schon voraus, dass sowieso nicht gehört wird. Und so ist es auch. Wenn die Eltern mich auffordernd anblicken, ist das schon das höchste der Gefühle, die man in puncto Regeln einhalten in logopädischen Praxen erwarten kann.

Den Gipfel der Unverschämtheit bestieg einst eine Familie im Hochsommer 2004 ...

Es ist unglaublich heiß in Deutschland und ich habe einen sehr leistungsfähigen, teuren Standventilator in meinem Raum stehen, direkt neben meinem Schreibtisch. Das Therapiekind, etwa im Vorschulalter, holt nach beendeter Stunde die Mutter zum Gespräch herein. Während wir uns unterhalten und ich die Hausaufgaben erkläre, tritt der Filius immer wieder gegen meinen Ventilator. Reaktion der Mutter gleich null. Ich fordere ihn mehrmals auf, meinen Ventilator in Ruhe zu lassen, als es natürlich passiert: Das Gerät fällt um und geht kaputt. Völlig im Eimer, ich muss von nun an schwitzen.

Die Mutter signalisiert sofort, dass sie den Ventilator nicht bezahlen könne, woraufhin ich ihr erkläre, dass man für solche Zwecke ja zum Glück versichert sei.

Wenige Tage später ruft der Vater in der Praxis an und wird laut. Er sei der Meinung, den Schaden könne doch wohl die Hausratversicherung der Praxis tragen, da müsse er ja nicht extra seine Versicherung bemühen.

Den Zahn ziehe ich ihm ganz schnell und verkneife mir kleine Randbemerkungen zum Benehmen seines Sohnes. Eine Entschuldigung für viele durchschwitzte Stunden, bis ich Ersatz aufgetrieben habe, erhalte ich natürlich nicht.

An diesem Beispiel wird deutlich, wie die Leute ticken.

Aha, ich betrete eine logopädische Praxis, dann wird die Frau Logopädin das Kind schon schaukeln.

Da ich selbst Mutter von zwei kleinen Satansbraten bin, weiß ich, wie anstrengend es sein kann, in jeder Situation konsequent das Heft in der Hand zu behalten. Aber es ist auch ebenso notwendig, da die lieben Kleinen einem sonst auf der Nase herumtanzen. Und das sage ich nicht etwa, weil ich Fräulein Rottenmeier-mäßig autoritär daherkommen möchte, sondern weil es die Wahrheit ist.

Man kann ja auch liebevoll und in Ruhe eine Grenze aufzeigen. Unterlässt man das, kann es auch passieren, dass man vor einer ganzen Reihe wartenden Müttern vom eigenen Sohn im Patienten-WC eingesperrt wird und erst nach lautem Rufen von der Logopädin gerettet wird.

Oder dass der eigene Sohn das Smartphone entwendet und auf die Bitte: »Gib das wieder!« zur Antwort erhält: »Nur, wenn du gleich Pommes kaufen gehst!«

Das habe ich alles schon erlebt, und deswegen wundert mich schon seit geraumer Zeit gar nichts mehr.

Der familiäre Sprachschwächetypus oder »Du machst jetzt, wat die Frau Sanders dich sacht!«

Oft genug kommt es vor, dass nicht nur die Kinder, sondern auch die Eltern von einem Sprachfehler oder aber einem bestimmten regionalen Aussprachefehler betroffen sind. Letzteres fällt mir besonders auf, seitdem ich im Kreis Viersen arbeite.

Schon mehr als einmal habe ich das leidige »CH« (siehe anderes Kapitel) mit den Kindern geübt, erkläre dann den Eltern die Hausaufgabe und muss mir anhören: »Isch hab dem schon tausendmal jesacht, dass das ISCH heißt und nicht ISS.«

Ich nicke dann brav und hake vorsichtig nach: »Sie meinen sicher ICH.«

»Ja klar, sach isch doch. Isch.«

Es herrscht also je nachdem, wo man wohnt, eine gewisse Dialektneigung, die nur sehr schwer aus den Köpfen der Eltern herauszukriegen ist. Dementsprechend brauche ich diese Eltern auch nicht als Co-Therapeuten mit einzubinden.

Abgesehen von den »Rheinischen Schwierigkeiten« trifft man aber auch häufig auf Familien, in denen ich Mutter, Vater, Bruder, Schwester, Omma, Oppa eigentlich gleich mit behandeln müsste.

Vor vielen Jahren hatte ich ein Mädchen in der Therapie, das aus ganz einfachen Verhältnissen kam ...

»Ich geh jetzt auch Breppi!«, verkündet sie stolz.

Als Logopädin bin ich ja so einiges an sprachlichen Varianten gewohnt. Ich tippe also zunächst auf einen Kindergartenfreund.

»Hast du eine Spielverabredung? Ist Breppi dein Freund?«, mutmaße ich.

»Nein!« Sie lacht mich aus.

»Ist das ein Bekannter von euch?«

»Nein!«

»Ist das überhaupt eine Person?«

Ich komme mir vor wie beim Personenraten, wo man immer fragen muss: »Bin ich weiblich? Bin ich berühmt?«

»Nein!« Die Kleine lacht schon wieder.

Sie und ich finden keinen gemeinsamen Nenner. Ich muss am Ende der Stunde die zahnlose, übelriechende Oma befragen, wer oder was »Breppi« ist.

Die Oma seufzt auf. »Mensch, sach dat die Frau Sanders doch mal richtich! Sie geht jetzt nach die Ergoberipi. Also nicht nur nach Ihnen nach die Sprachberipi, sondern jetzt auch noch nach die Ergoberipi. Hat der Kinderarzt verschrieben. Da hat die voll Spaß dran!«

Jetzt wird mir alles klar. Breppi heißt Beripi. Mensch, dass ich darauf nicht selbst gekommen bin …

Der polternde
Augenprothesenverkäufer

Roland ist Anfang zwanzig und befindet sich in
einer Ausbildung zum Ocularisten. Er stellt Augenprothesen her. Da er von den meist ohnehin
schwerhörigen Kunden nicht verstanden wird, da
er »nuschelt«, hat sein Chef ihn vor die Wahl gestellt: Entweder, er geht zum Logopäden, oder er
wird nicht übernommen nach dem Examen. Da
es nicht allzu viele Augenprothesenhersteller gibt,
möchte Roland unbedingt in dem Betrieb bleiben.
Also macht er einen Termin mit mir aus.

Nach der Diagnostik (hier gibt es spezielle Dia-
gnostiken für Redeunflüssigkeiten) stelle ich fest,
dass der Patient poltert. Rolands Redetempo ist
derartig hoch, dass selbst ich kaum noch etwas von
dem verstehe, was er da sagt.

»Guten Tag, Frau Sandner!« hört sich an wie
»Gutafrandner«.

Kein Wunder, dass die Senioren nicht mit ihm
zurechtkommen, da hilft ihm auch sein hübsches
Äußeres nichts.

Insgeheim schüttele ich den Kopf über den ab-
surden Beruf, den der junge Mann ergriffen hat
(»Mami, wenn ich groß bin, möchte ich mal Glas-
augen herstellen!«), schreite aber mit Feuereifer zur
Tat. Wir bauen einen Tempomat. Roland soll Texte
vorlesen und sich selbst einschätzen, geschwin-

digkeitstechnisch. Er liegt jedes Mal voll daneben. Immer, wenn ich sein ungefähres Tempo auf dem Regler einstelle, starrt er mich entgeistert an.

Langsam, ganz langsam lernt er, zunächst einmal beim Lesen einen Gang zurückzufahren.

Zudem arbeiten wir an seiner Atmung. Er hat eine Hochatmung, das Zwerchfell kommt kaum zum Einsatz, Hauptatemregionen sind bei ihm Brustkorb und Schlüsselbein. Man nennt das Thorakal- beziehungsweise Clavicularatmung. Kein Wunder, so viel Anstrengung wie er für sein enorm hohes Redetempo braucht ... Da bleibt nicht mehr so viel Zeit, um entspannt zu atmen. Vielleicht wird aber auch anders herum ein Schuh draus. Durch die ständige Hochatmung muss er immer schneller reden, um die verminderte Ausatemkapazität zu kompensieren.

Die Therapie mit Roland macht sehr viel Spaß. Wir sind ungefähr gleich alt, haben dieselben Interessen und verstehen uns blendend. Roland traut sich auch viel. Im Gegensatz zu anderen Patienten, die wegen Stimme oder Stottern kommen, ist Roland auch direkt zu einer Tonbandaufnahme bereit.

Nach und nach schaffen wir es tatsächlich, sein Redetempo zu reduzieren, und er wird immer verständlicher. Schließlich schlägt er von sich aus vor, einmal die Videokamera seines Vaters mitzubringen, um eine Aufnahme zu filmen.

Gesagt, getan. Ich mime die Kamerafrau und filme ihn während eines Vortrages. Hinterher schauen wir uns das Ergebnis an. Roland ist entsetzt darüber, wie schnell er trotz Therapie immer noch spricht.

»Kein Wunder, dass die Omis mich nicht verstehen.« Er grinst.

Während Stotterer ein enorm hohes Störungsbewusstsein haben, haben Polterer fast gar keines. Im Gegensatz zu Stotterern wären sie ja in der Lage, bei Aufmerksamkeitslenkung Einfluss auf ihr Redetempo zu nehmen. Das tun sie aber nicht, weil sie sich ihres Polterns gar nicht bewusst sind.

Roland kommt über mehrere Monate hinweg jeweils zweimal wöchentlich zu mir in die Praxis, und sein Redetempo bessert sich schlussendlich so gut, dass Außenstehende vermutlich gar nicht bemerken würden, dass er jemals ein Problem gehabt hat. Als sich die Therapie dem Ende zuneigt, lernt Roland ein nettes Mädchen kennen. Sein Problem lautet nun nicht mehr »Wird sie mich verstehen?«, sondern: »Ob ich ihr beichten soll, dass ich Augenprothesen herstelle?«

Aber dieses Problem muss er für sich allein lösen. Da kann ich ihm leider nicht helfen.

»Heilandsack«

Unsere Sekretärin kommt mit verkniffenem Mund in die Küche, als wir gerade Mittagspause haben.

»Da hat sich ein neuer Patient angemeldet. Stottern. Extrem unfreundlich. Wer hat Platz?«

Alle schauen betreten zu Boden und murmeln etwas wie »Bin total voll«, »Geht nicht« und dergleichen. Die Therapie mit Stotterern ist sehr schwierig, da die Patienten oft einen hohen Leidensdruck und vor allem meist schon ein Rattenschwänzchen an Behandlungen hinter sich haben. Mein Ehrgeiz ist aber bereits wieder geweckt. Erstens behandle ich tausend Mal lieber Erwachsene als kleine freche Rotzlöffel und zweitens: Wenn einer schon bei der Anmeldung extrem unfreundlich rüberkommt, steckt mit Sicherheit noch viel, viel mehr dahinter als bloßes Stottern. Und ich liebe die Lebensgeschichten anderer Menschen.

»Ja, kann ich nehmen«, tue ich also kund, und ein erleichtertes Aufseufzen geht durch den Saal.

Ich rufe den Patienten zurück und gebe ihm einen Termin. Seltsam, mir kommt er gar nicht unfreundlich vor. Aber so unterschiedlich kann die Wahrnehmung wohl sein.

Ein paar Tage später erscheint – nennen wir ihn Stefan – in unserer Praxis.

Nachdem wir uns die Hand gegeben und uns gesetzt haben, platzt es schon aus ihm heraus.

»Ich bin nicht der Meinung, dass ich eine Therapie nötig habe.«

»Okay!« Prüfend blicke ich ihn an.

»Warum sitzen Sie dann hier?«

»Weil meine Freundin meint, ich müsse besser sprechen lernen für die Referate an der Uni.«

Er spricht völlig unauffällig. Keinerlei Blockaden, keine Mitbewegungen der Gesichtsmuskulatur, nichts.

»Und ist das denn auch Ihr Wunsch?«

Er schüttelt vehement den Kopf.

»Nein. Eigentlich nicht. Aber es passiert mir immer mal wieder, dass ich stocke, und auch wenn ich mit Klienten spreche, setzt es manchmal aus. Meine Freundin meint, das sei unprofessionell.«

Ich nicke langsam und bedächtig, versuche das eben Gehörte zu verarbeiten.

Wenn ich ihn richtig verstehe, kommt er auf Anraten seiner Freundin und gar nicht so sehr aus eigenem Leidensdruck heraus.

Ich bin sehr gespannt, was sich hinter seiner eher teilnahmslosen Maske verbirgt.

Zunächst einmal kläre ich die Eckdaten ab. Der Patient ist Mitte dreißig, hat in einem Handwerksberuf gearbeitet und studiert jetzt Sozialarbeit, um genau wie seine Freundin später in einer Beratungsstelle zu arbeiten, wo er jetzt schon jobbt. All diese Dinge erzählt er mir ohne jegliches Stottern.

Therapien hatte er in seinem Leben schon genug.

»Meiner Meinung nach bringt das alles nichts, ich glaube nicht, dass Sie mir irgendwas beibringen können, was ich nicht schon wüsste.«

Fast schon feindselig blickt er mich an.

Ich lasse mich nicht beeindrucken.

»Ich zeig Ihnen, was ich kann. Wenn's passt, dann passt's, wenn nicht, dann nicht.«

In der Anamnese erfrage ich dann den Beginn des Stotterns und den Verlauf. Mit unbewegter Miene erzählt Stefan mir, dass er ungefähr im Einschulungsalter nachts ins Bett gemacht hat und seine Mutter sich deswegen stark gesorgt hätte. Sie hat ärztliche Hilfe gesucht und Stefan wurde für viele Wochen ganz allein in ein Krankenhaus geschickt, wo man mit »Klingelhosen« und anderen Methoden probiert hat, ihn nachts trocken zu bekommen. Seit dieser Zeit stottert er. Mal mehr, mal weniger.

Da ich inzwischen eine Weiterbildung im Bereich Traumatherapie gemacht habe, weiß ich, dass ein völlig unbewegtes Erzählen einer schlimmen Situation immer darauf hindeutet, dass der Patient ein Trauma noch nicht überwunden hat. Wie auch in diesem Fall. Aber das Stottern an sich ist ja schon Beweis genug. Ich muss schwer schlucken, denn die Story lässt mich nicht kalt. Wie schrecklich. Stefan tut mir im Nachhinein unendlich leid. Man stelle sich mal vor, ein kleiner Junge, ganz weit weg von Zuhause, der seine Eltern vermisst und dauernd nachts von irgendeinem Klingeln geweckt wird, damit er nicht ins Bett macht. Gebracht hat das Ganze rein gar nichts, außer einer zusätzlich erworbenen Stottersymptomatik. Da hat man wohl damals den Teufel mit dem Beelzebub ausgetrieben. Zum Glück ist man heute in der Medizin schon weiter und weiß, dass das nächtliche Trockenwerden ein Hirnreifungsprozess ist.

Bei der Befunderhebung in der nächsten Stunde gibt es zunächst einmal keinerlei Auffälligkeiten.

Ich lasse Stefan Reihen sprechen, Zahlen von eins bis zehn, Wochentage, Monate – alles kein Problem! Flüstern, Nachsprechen, Nacherzählen eines Textes – er meistert alles mit Bravour. Ich sehe meine Felle schon davon schwimmen. Was soll ich denn therapieren, wenn er nichts hat? Doch dann lasse ich ihn lesen – und Bingo. Volltreffer. Er liest, stockt, fängt wieder von vorne an, stottert, beginnt mit dem Fuß einen Takt vorzugeben und ein »Heilandsack« entweicht seinen Lippen. Zunächst denke ich noch, er flucht wegen der gestotterten Textpassage, doch schnell wird mir klar, dass das »Heilandsack« ihm hilft, aus dem Stotterblock herauszukommen. Stotterer haben oft ein Wort oder eine Bewegung, die ihnen hilft, das Stottern zu überwinden. Es gibt drei Wege: Fight, Flight und Freeze.

Fight heißt kämpfen, durchboxen, durchstottern. Eben mit genannten Hilfsmitteln. Flight, also »Flüchten«, bedeutet, dass man ein anderes Wort benutzt. Wenn man zigmal vergeblich versucht hat, das Wort »Postbote« herauszubringen, sagt man halt »Briefträger«. Und »Freeze« bedeutet einfrieren. Nach »Po... Po...Po...« macht der Stotterer eine Pause, keine entspannte, sondern meist eine, in der er die Luft anhält und presst das Wort »Postbote« danach hervor.

Stefan benutzt eine Mischung aus erstens und drittens. Er kämpft, aber er hat auch Blockierungen, im Fachjargon »Blocks« genannt.

Als ob ich eine Lawine losgetreten hätte durch den Lesetext, stottert Stefan nun auch in der spontanen Sprache. Er hat zahlreiche Blockaden, durch die er sich mit seinem Füllwort »Heilandsack« kämpft. Und seine coole Maske fällt. Er wird menschlicher, zerbrechlicher. Jetzt äußert er auf einmal auch eine »Hilfefrage«, wie unser Stotterdozent es immer genannt hat. Und damit kann ich arbeiten.

In Stottertherapien zeichne ich zur Erklärung ganz gern immer ein Bild. Ein riesengroßes Stottermonster führt ein kleines Menschlein an der Leine.

»Das sind Sie jetzt. Das Stottern hat unglaublich große Macht über Sie. Es kann mit Ihnen machen, was es möchte!«

Daneben zeichne ich einen großen Menschen, der ein kleines Monster an der Leine führt.

»Und da wollen wir hin. Wie Sie sehen, ist das Stottern nicht komplett weg. Ich hab keine heilenden Hände und kann auch nicht hexen. Aber ich kann es händelbar machen!«

Stefan nickt und probiert ein vorsichtiges Lächeln. Ich glaube, die Therapie mit ihm wird gut.

Um kräftig ranzuklotzen, vereinbaren wir zwei Termine wöchentlich.

Zuallererst wende ich progressive Muskelrelaxation nach Jacobson an, da Stefan eine viel zu hohe Körperspannung hat. Selbst wenn er wollte, käme er nicht entspannt aus einem Stottermoment heraus. Für die Übung muss ich ihn duzen, da dies in der Anleitung so vorgegeben ist. Es dient wohl auch zur besseren Entspannung. Zwischenzeitlich fährt er mich gewohnt barsch an:

»Können Sie das nicht noch schneller vorlesen? Wer soll sich denn da entspannen?«

Ich bin sehr dankbar für die Rückmeldung, reduziere mein eigenes Redetempo und frage seither bei Entspannungsübungen den Patienten immer, ob das Tempo angenehm ist.

Leider komme ich mit dem Du und Sie in der Übung und in kleinen Zwischengesprächen ziemlich durcheinander – manchmal nervt mich die deutsche Sprache auch. Mir würde ein You wie im Englischen völlig ausreichen. Zum Glück bietet Stefan mir das Du an, was ich dankbar annehme.

An dieser Stelle möchte ich erwähnen, dass ich mir sehr gut überlege, wie ich die Anrede im Job handhabe. Mein Kollege ist da tiefenentspannt. Er ist einfach für jeden der Olli. Ich sehe das differenzierter. Zum Beispiel mag ich es gar nicht, wenn Mütter mich unaufgefordert einfach duzen. Und das kommt nicht selten vor. Bei Stefan passt es aber, und da ich ihn in den Übungen sowieso mit Du ansprechen muss, erleichtert es auch vieles.

Die Therapie verläuft gut, Stefans Redeunflüssigkeiten werden entspannter und vor allem »steuerbarer«. Er vertraut mir jetzt und öffnet sich immer mehr. Er gibt auch zu, dass er gern kommt, da er jedes Mal etwas mit nach Hause nehmen kann, das er noch nicht kannte und das ihn nach vorne bringt.

Wir spielen Vortragssituationen nach, und ich frage mich mehr als einmal, ob er in einem beratenden Job wirklich richtig aufgehoben ist. Vorsichtig frage ich ihn, ob ihn sein Studium erfüllt.

Mit dem Kundtun meiner eigenen Meinung bin ich im Laufe der Jahre extrem vorsichtig geworden. Die wenigsten Menschen möchten sich Moralpredigten über ihr Leben anhören, erst recht nicht von ihrer Logopädin. Doch mit Stefan kann ich offen reden.

»Sie wünscht sich das halt. Sie hat mir den Studienplatz besorgt, und jetzt ziehe ich das auch durch! Ich kann ja auch nicht ewig als Handwerker arbeiten und nichts verdienen!«

Da hört man deutlich die Freundin heraus aus seinen Worten, aber den Kommentar verkneife ich mir.

Als sein Prüfungsstress zunimmt, vereinbaren wir eine Behandlungspause.

Stefans Redeunflüssigkeiten sind kaum noch existent, den »Heilandsack« habe ich seit Wochen nicht mehr gehört.

Da ich täglich zehn Patienten sehe, denke ich auch nicht ständig an Personen, die gerade eine Pause machen. Doch Stefan kommt mir noch mehrmals in den Sinn.

Ob ich ihn wohl noch einmal wiedersehe? Wie es ihm wohl geht?

Die Antwort gibt er mir viele Monate später per SMS:

Liebe Carolin, ich werde nicht mehr weitermachen. Ich wollte dir auf diesem Weg noch einmal für die Therapie danken, die mir wirklich viel gebracht hat – nicht nur sprachlich. Ich habe mein Studium abgebrochen und arbeite wieder in meinem alten Beruf. Mein Chef geht bald in Rente und sucht nach einem Nachfolger, deswegen lerne ich hier gerade fleißig für meinen Meistertitel. Ich bin glücklich, mein Stottern ist, wenn überhaupt, ein nerviger kleiner Käfer, und daran bist du nicht ganz unschuldig. Übrigens haben meine Freundin und ich geheiratet und ich werde demnächst Vater. Danke für alles! Stefan

Man lebt gefährlich Teil zwei oder »In Altendorf wohnen hundert Millionen Jahre Knast«

Eine logopädische Praxis eröffnet man sinnvoller-weise nicht im Villenviertel einer Stadt, sondern eher in einem sozial schwächeren Stadtteil, dort, wo die Menschen schlecht sprechen. Mein Kollege, mit dem ich eine Praxengemeinschaft gründe (zwei niedergelassene Logopäden unter einem Dach), schlägt vor, direkt in die Vollen zu gehen und sucht gezielt nach Räumlichkeiten in Altendorf, Essener Norden – hoher Ausländeranteil, hohe Arbeitslosig-keit. Wir werden recht schnell fündig. Während mir anfangs noch etwas mulmig zumute ist, lerne ich schon bald die Vorzüge dieses Stadtteiles kennen. Sämtliche Geschäfte um unsere Praxis herum sind fest in ausländischer Hand. Inklusive der Dönerbu-den, von denen es mindestens drei innerhalb von hundert Metern gibt. Die Besitzer versuchen sich gegenseitig zu dumpen, es herrscht »Dönerkrieg«. Nie wieder in meinem Leben habe ich so leckeren Döner für nur einen Euro fünfzig gegessen!

Aber ich schweife ab. Die wenigen deutschen Klienten, die mir dort unterkommen, haben es alle-samt in sich. Da gibt es Mütter, die ihren Kindern bei Fieber ein »Zöpfchen« in den Po schieben (Kopfkino an), und andere Mütter, die nach dreimal Nichter-scheinen auf den Hinweis einer leider nun folgenden

Privatrechnung drohen: »Das wirst du mir büßen. Ich mach dich fertig. Ich kenn halb Altendorf.«

Einer meiner Lieblingspatienten ist mir noch gut im Gedächtnis haften geblieben ...

Herr R. kommt schon direkt zur Praxiseröffnung und wedelt mit einem Rezept. Er war jahrelang alkoholabhängig und hat dann den »Säuferkrebs« bekommen, wie er es selbst nennt: Ein Schlundkarzinom, auch Hypopharynxkarzinom (Nein, die Rezidivrate ist mir immer noch nicht bekannt). Er hat ausschließlich Hochprozentiges getrunken, ist aber seit Jahren trocken. Der Krebs ist operiert und bis auf die üblichen Beschwerden ist Herr R. gesund. Übliche Beschwerden meint: Kein Speichel mehr, den muss man künstlich ersetzen und einen knallharten Halsbereich, da durch die sogenannte »Neck Dissection« sämtliche Lymphknoten im Halsbereich ausgeräumt wurden, um mögliche Metastasen des Tumors gleich mit auszuschalten.

Herr R. krächzt und benötigt Stimmtherapie nach seiner OP, außerdem erhofft er sich Linderung für den permanent geschwollenen Hals.

Da ist er bei mir an der richtigen Adresse, ich habe just eine Weiterbildung als Manualtherapeutin abgeschlossen und kann nun zusätzlich zur Stimme auch die Hals und Nackenmuskulatur mit behandeln.

Herr R. lässt sich trotz der Schwere der Krankheit nicht unterkriegen (und gilt übrigens zehn Jahre später als geheilt), und wir lachen extrem viel miteinander. Er ist ein kluger, aufgeschlossener Mensch und hat auch im Gegensatz zu den etwa neunzig

Prozent Hartz IV-Empfängern unter den anderen Patienten einen richtig guten Job. Auf meine Frage, warum er eigentlich in Altendorf lebt, zuckt er die Schultern und stellt fest:

»Ich bin hier geboren, ich werd auch hier sterben. Mein Herz schlägt für diesen Stadtteil. Auch wenn hier hundert Millionen Jahre Knast wohnen!«

Und dann lacht er wieder sein krächziges Lachen, und ich stimme gern mit ein.

Seine Theorie bewahrheitet sich nur wenige Wochen später.

Ich behandle einen kleinen Jungen. Mein Handy piept mehrfach während der Therapie, ich habe es auf der Fensterbank abgelegt.

Da ich während der Stunde nicht an mein Handy gehe, nehme ich mir vor, die Nachrichten später zu lesen. Nach dem Elterngespräch stehe ich noch eine Weile mit der Mutter im Flur und beantworte geduldig ihre Fragen, während ich dem nächsten Patienten schon bedeute, in meinem Therapieraum Platz zu nehmen. Da sich heute die Patienten die Klinke in die Hand geben, fällt mir mein Handy erst wieder ein, als auch dieser kleine Mann fertig ist und abgeholt wird – mein letzter Termin für heute. Mein Blick fällt auf die Fensterbank – gähnende Leere. Ein Schreck durchzuckt mich. Ich weiß ganz genau, dass das Handy auf der Fensterbank gelegen hat, da es vibriert bei einer Nachricht und die gesamte Fensterbank vorhin gleich mit vibriert hat.

Hektisch suche ich natürlich trotzdem sofort alles ab. Meine Jackentasche, meine Handtasche, sämtliche Regale: Nichts.

Ich rufe mich vom Festnetz aus an – die Mailbox geht dran. In diesem Moment weiß ich, dass einer der Patienten lange Finger gemacht haben muss. Und das bereitet mir doch einiges an Bauchschmerzen. Ich bin ein Mensch, der anderen blind vertraut, glaube immer an das Gute im Menschen – und jetzt so was!

In meiner Aufregung fahre ich zur Polizei, schildere die Sachlage und werde nur milde belächelt. Anzeige gegen unbekannt wird erstattet und verläuft natürlich ergebnislos.

Heutzutage würde ich natürlich gar nicht erst zur Polizei gehen, aber mit Ende zwanzig war ich noch gutgläubiger.

Ich hänge ein Plakat ins Wartezimmer:

»Ich hätte gern meine SIM-Karte zurück, bitte einfach abends in den Briefkasten der Praxis einschmeißen. Diskretion garantiert!«

Doch leider reagiert niemand. Wer hätte das gedacht! Sämtliche Patienten kommen aber fröhlich weiter alle zur Therapie, und ich weiß bis heute nicht, wer mir jetzt eigentlich das Handy gestohlen hat ...

Manchmal liebe ich meinen Beruf

Ich bin ein ehrgeiziger, lösungsorientierter Mensch und – zugegebenermaßen – auch ein ungeduldiger. Am liebsten möchte ich immer alles Erreichbare erreichen und zwar sofort. Das sind in meinem Beruf hehre Ziele. Aber mitunter gibt es auch Sternstunden.

So wurde ich kürzlich von Lars, 6, mit den Worten »ICH hab geübt« begrüßt.

Wenn man zuvor wochenlang nur »Iss Iss Iss« gehört hat, können einem als Logopädin da schon mal die Tränen in die Augen treten.

Und auch, wenn ein Aphasiker nach semantischen (Wort-) oder phonetischen (Laut-) Hilfen meinerseits ein Wort findet, lässt mich das nicht kalt.

Besonders schwierig, aber auch besonders beglückend, war die Therapie mit einer kleinen Maus, nennen wir sie Anna …

Anna ist knapp drei, als sie zu mir kommt und spricht außer »Mama« noch kein einziges Wort. Zuallererst überprüfe ich, ob denn die sprachlichen Vorausläuferfähigkeiten bei ihr in Ordnung sind. Verfügt sie über triangulären Blickkontakt, sprich, wenn ich sage: »Oh schau mal, da liegt ja mein toller Ball!«, schaut sie dann in die Richtung, holt sie den Ball vielleicht sogar auf Aufforderung? Ist Turntaking gegeben, also kann ich mit ihr ein Spiel spielen, in dem abwechselnd erst sie an der Reihe ist und dann ich? Findet sie sich schon in Rollenspiele ein? Ist Sprachverständnis gegeben? Kann sie Geräusche imitieren?

Anna kann von alledem noch nicht viel. Wir verbringen viele Stunden auf meinem Spielteppich mit dem Kaufladen und der Spielküche. Ich gehe bei ihr einkaufen, sie bei mir. Aber erst, nachdem sie wochenlang immer weggelaufen ist, Bälle gekickt und das Zimmer verlassen hat. Nach und nach stellen sich die oben genannten sprachlichen Vorausläuferfähigkeiten bei ihr ein. Entgegen meiner Natur bin ich zur Geduld gezwungen, spiele wochenlang immer dasselbe mit Anna. Wir füttern Tiere, wir imitieren Tierstimmen, wir singen das Lied vom bunten Luftballon. Bis sie mit einem Mal eine kleine Plastikkatze aus meiner Tierkiste auspackt und »Miau« sagt. Am liebsten hätte ich sie durch die Luft gewirbelt und abgeknutscht.

Und wenig später antwortet sie doch tatsächlich auf meine Frage, welche Farbe denn ihr Luftballon haben solle: »Bau!« Mein Glück ist perfekt.

In solchen Momenten merke ich, dass ich eine sinnvolle Arbeit verrichte, die andere nach vorne bringt. Und das genieße ich in vollen Zügen. Trotz aller Ungeduld.

Manchmal hasse ich meinen Beruf

Man muss sich vor Augen führen, dass mit ALLEN meinen Patienten etwas nicht in Ordnung ist. Mal mehr, mal weniger, aber irgendeine Art von Störung haben alle. Und ich bin diejenige, die es richten soll. Das heißt, eine unglaublich große Erwartungshaltung schwingt bei allen Patienten, vor allem aber bei allen Angehörigen, mit. Die wenigsten Menschen machen sich bewusst, dass mein eines kärgliches Stündchen in der Woche – mit ganz viel Glück sind es manchmal zwei – maximal ein Anstoß in die richtige Richtung sein kann. Der Hauptteil der Arbeit müsste eigentlich beim Patienten, bzw. bei der Familie, liegen. Das ist aber in den wenigsten Fällen so. Für den Großteil der Bevölkerung bin ich so etwas wie ein Automechaniker – bitte einmal reparieren – danke!

Dass man beispielsweise beim Erlernen des Fahrradfahrens bei einer Trainingsfrequenz von einmal wöchentlich vermutlich Jahre bräuchte, leuchtet hingegen jedem ein. Ganz ähnlich verhält es sich jedoch auch beim Erlernen von neuen Lauten. Das sieht aber niemand.

Noch schlimmer ist es bei den neurologischen Erkrankungen.

Ich hab manchmal Fälle, in denen der Mann fast gar nicht mehr spricht, die Frau aber sämtliche vorsichtigen Prognosen meinerseits ignoriert und von Woche zu Woche fragt:

»Wann kann der denn endlich wieder sprechen?«

Am liebsten würde ich dann antworten: »Nie mehr!« Aber wenn man eines den Menschen nicht nehmen darf, dann ist das die Hoffnung. Und ich bin auch durchaus imstande, durch die Blume zu verstehen zu geben, dass es eher schlecht aussieht. Das will nur keiner hören. Und die meisten Menschen wollen auch nicht wahrhaben, was da gerade mit ihrer Frau oder ihrem Mann geschieht. Ein Beispiel:

Frau S. möchte immer bei der Logopädie dabei sein. Wann immer ihr Mann einen Fehler macht, ruft sie erbost: »Aber eigentlich kann der dat! Heinz, du kannst dat doch!«

Ich wende ganz basale Methoden an. Lege »Heinz« meine Uhr, meine Brille und mein Handy vor.

»Zeigen Sie meine Uhr!«, fordere ich ihn auf, und danach wiederhole ich den Vorgang mit den anderen Objekten. Heinz zeigt immer auf das Falsche.

Sein Sprachverständnis ist demnach schwer gestört. Frau S. ruft hingegen weiterhin fröhlich Woche für Woche: »Der kann noch nicht wieder sprechen, aber verstehen tut der alles!«

Wie kann die Frau eine solche Aussage tätigen, wenn sie doch live miterlebt, dass ihr Mann rein gar nichts versteht? Ist es einfach Unkenntnis oder so eine Art Selbstschutz? In jedem Fall ist das ein sehr häufig verwendeter und in den seltensten Fällen zutreffender Satz in meinem Alltag: »Der versteht alles!« Und das frustriert mich ungeheuer, denn das kann ich auch als Therapeutin nicht wirklich gerade biegen.

Was in den letzten Jahren erschwerend hinzukommt, ist meine Sensibilität gegenüber Gerüchen und Geräuschen.

Viele Logopäden haben das bereits zu Beginn ihrer Karriere, bei mir musste es erst wachsen.

Wenn Patienten ungewaschen sind, nach Schweiß oder Schlimmerem riechen und mich bei der intraoralen Stimulation, also der Behandlung ihres Mundes, zum Beispiel mit Eis, anwürgen oder anspucken, wird mir regelmäßig speiübel. Und ich kann ja auch schlecht eine Therapie ablehnen mit den Worten: »Könnte eklig werden!«

Und eklig wird es mit steter Regelmäßigkeit.

Kleine Jungs mit Eichelkäse, halbnackte Patienten im Altenheim, deren Windel voll ist – dagegen sind schweißgetränkte Teenager fast schon ein Blumenduft für meine Nase.

Patienten machen auch vor nichts halt. Kind hat morgens gekotzt – egal. Sprachtherapie ist ja wichtig.

Ein Patient, der nicht mehr schlucken konnte, hat einmal während des Hausbesuchs beim Ausstreichen seiner Gaumenbögen gewürgt. Das deutete ich als gutes Zeichen und tat dies auch so kund. Die Frau entgegnete bloß schulterzuckend:

»Ach, würgen kann der. Sie glauben nicht, wat der gestern gekotzt hat.«

»Warum haben sie mich denn dann nicht angerufen?«, erwiderte ich entsetzt.

»Wozu hätte ich sie denn anrufen sollen? Sie hätten doch eh nichts ausrichten können. Oder wollen Sie mir jetzt erzählen, Sie wären abends um acht noch vorbeigekommen?«

An dieser Stelle fällt mir gar nichts mehr ein.
Außer höchstens ein Song von Dendemann namens
»Stumpf ist Trumpf.«

Man muss hart im Nehmen sein

Wenn man Angst vor Keimen hat, darf man auf keinen Fall Logopädin werden.

Patienten haben alles. Und wenn ich sage alles, meine ich auch alles.

Angefangen bei Magen- und Darmviren, über Grippeviren, bis hin zu Bindehautentzündung, Hand-Mund-Fußkrankheit, Krätze, Läusen und Flöhen.

Ein Patient von mir hatte Aids und Syphilis, den habe ich meinem Kollegen weitergegeben, als ich erfuhr, dass ich schwanger bin. Rein theoretisch sind beide Krankheiten nicht ansteckend, aber als werdende Mutter spielt das innere Panikorchester besonders laut. Ich habe schon Urinbeutel platzen sehen, Windeln, aus denen der Kot herausläuft, Patienten, die voll mit Erbrochenem sind, Kinder, die einnässen oder sich erbrechen oder mich anspucken, anhusten oder anniesen.

Ein Dauerthema unter Logopäden ist der multiresistente Staphylokokkus Aureus, im Volksmund auch MRSA genannt, ein hochgradig gefährlicher, multiresistenter Krankenhauskeim. Zu Beginn meiner Laufbahn arbeitete ich vormittags in Akutkrankenhäusern. Sobald dort ein MRSA Fall bekannt wurde, verfrachtete man den entsprechenden Patienten in Quarantäne und sämtliche Personen, die zu ihm wollten oder mussten, waren gezwungen, einen Kittel, ein Haarnetz und einen Mundschutz zu tragen. Total sinnvoll, wenn man als Logopädin Zungenübungen vormachen muss, aber das nur am Rande.

Ganz anders verhält es sich hingegen in der »freien Natur«, sprich in Altenheimen. Dort lässt man die Logopäden fröhlich antanzen und teilweise erfährt man als behandelnde Therapeutin erst durch ein Telefonat mit einem Angehörigen, dass ein Fall von MRSA vorliegt.

Und was habe ich mir nicht schon alles für blöde Sprüche vom Personal anhören müssen, wenn ich freundlich darauf verwiesen habe, dass ein entsprechender Hinweis in meinen Augen unerlässlich ist.

»So'n Quatsch. MRSA können Sie sich auch bei Aldi im Regal holen. Jetzt machen Sie hier mal nicht die Welle. Der Keim ist eh überall.«

Aha. Deswegen muss man auch in Krankenhäusern ein Ganzkörperkondom anziehen, weil es ja völlig ungefährlich ist …

Aber nicht nur das Logopädenimmunsystem, sondern auch die Logopädenseele muss hart im Nehmen sein.

Nicht selten wird man zu Sterbenden gerufen. ALS nimmt deutlich zu in den letzten Jahren. ALS bedeutet Amyotrophe Lateralsklerose. Ähnlich wie die Multiple Sklerose ist es auch eine neurodegenerative Erkrankung, mit dem Unterschied, dass sie viel schneller verläuft und die Atemmuskulatur sehr schnell mit betroffen ist. Man sieht den Patienten Stück für Stück dahinscheiden.

Krebserkrankungen nehmen zu. Auch krasse. Zungenkrebs, Kehlkopfkrebs, Lungenkrebs. Diese Patienten hat man über einen längeren Zeitraum, aber auch hier überleben die wenigsten.

Es gibt Patienten, die sich erschießen wollten und die Kugel anstatt in den Mund an die Schläfe gerichtet und sich das halbe Hirn weggepustet haben.

Es gibt Patienten, die sind nach Unfällen ein Schwerstpflegefall. Der neue Freund einer früheren Bekannten zum Beispiel, der in einer Diskothek einen Streit schlichten wollte, eine Faust abbekam und mit dem Kopf auf den Boden donnerte. Schädelbasisbruch, Schädelhirntrauma, gelähmt – schwerstbehindert.

Die Bekannte begegnete seinen Eltern nicht wie geplant bei einem Abendessen, sondern an seinem Krankenbett. Er lag im Koma. Sie hat ihn genau dieses eine Mal besucht.

Ich war seine behandelnde Logopädin.

Es gibt Kinder, die fast ertrinken, deren Gehirn kurzzeitig unterversorgt ist mit Sauerstoff, die dann aber überleben und zum Pflegefall werden.

Es gibt Kinder, die von den Eltern so lange geschüttelt wurden, bis sie Hirnbluten bekamen und danach ebenfalls behindert sind, nicht schlucken können, nicht sprechen lernen.

Es gibt Kinder, die »nicht stillsitzen können«, »krankhaft unruhig« sind und deshalb mit vier Jahren schon Ritalin bekommen. Sofern sie noch zucken und nicht völlig sediert da sitzen, »wirkt das Mittel nicht« und man benötigt eine höhere Dosis.

Für ein Kindergartenkind. Das habe ich mehr als einmal erlebt.

Es gibt schwersttraumatisierte Kinder aus Flüchtlingsgebieten, die einen Elternteil verloren haben und jetzt stottern oder eine Sprachentwicklungsverzögerung aufweisen. Und die ist meist nur die Spitze des Eisberges.

Es gibt schwersttraumatisierte Kinder aus deutschen Familien, die mit der Logopädin und den Handpuppen »Pussy lecken« spielen wollen.

Es gibt mehr Leid auf diesem Planeten, als man sich auch nur ansatzweise vorstellen kann, wenn man sich überlegt:

»Ach, ich glaub, ich ergreife einen medizinischen Hilfsberuf.«

Am schlimmsten sind die Fotos.

Fotos von süßen, wilden, fröhlichen Kindern auf dem Nachttisch neben dem beatmeten, völlig aufgedunsenen kleinen Körper, dessen rasselnder Atem sich so anhört, als ginge es gleich zu Ende. Anfangs hat es bei mir einen Moment gedauert, bis ich kapiert habe, dass es sich um dasselbe Kind handelt.

Fotos von Aphasikern im Kreise ihrer Lieben. Damals noch ohne Halbseitenlähmung, mittendrin im prallen Leben, heute ein Schatten ihrer selbst.

Aber es gibt auch trotz aller Widrigkeiten immer wieder Gelächter in den Therapiestunden. Und wenn mich zwei kleine Kinderarme umarmen und mir ein feuchtes Küsschen mitten ins Gesicht geschmatzt wird oder ich durchs geöffnete Fenster noch draußen auf der Straße höre I-CH, I-CH, dann keimt in mir doch immer wieder ein kleiner Hoffnungsfunke auf. Es ist noch nicht aller Tage Abend.

Frau Sandner und die Jugend

»Ich hab die Hausaufgaben nicht gemacht, du Opfer«, sagt ein Jugendlicher an der Förderschule zu mir. Das kann mich wenig schocken, in einem anderen Leben habe ich mal in der stationären Jugendhilfe gearbeitet.

Und wer hier dann das Opfer ist, sei mal dahingestellt. Vermutlich ist man doch wohl eher ein Opfer, wenn man der deutschen Sprache nicht mächtig ist.

»Okay, also hast du keinen Bock, besser sprechen zu lernen?«, kontere ich messerscharf.

»Doch, nur keinen Bock auf die scheiß Hausis.«

»Tja, ohne die scheiß Hausis wird das aber nix!« Du Opfer.

Augenrollend packt er seine Mappe aus und wir schauen zusammen noch einmal darüber.

So nett und empathisch wie ich sein kann, so streng kann ich auch sein, wenn es die Lage erfordert. Mein Praxispartner hat seinen kleinen Patienten immer angedroht: »Wenn du nicht lieb bist, kommst du zu Frau Sandner.«

Wobei das natürlich übertrieben ist. Ein solcher Drachen bin ich nun auch wieder nicht. Zumindest nicht oft.

Jugendliche nehme ich mit ganz besonderer Vorliebe als Patienten an.

Sobald sie mir schon megaschlapp die Hand schütteln und gebückt reinschlurfen, sind sie fällig.

Ich lasse mich dann auf meinen Drehstuhl fallen wie ein nasser Sack, lasse meine Zunge heraushängen, schaue wie eine Kuh, wenn's donnert und frage dann:

»Was macht denn meine Zunge, wenn ich so hänge?«

Richtig, sie hängt auch.

»Möchte man jemanden küssen, dessen Zunge so hängt?«

Ich lasse die Zunge noch einen Ticken mehr hängen. Nein, möchte man nicht. Und dieses Argument zieht tatsächlich bei fast allen Jugendlichen. Die Jungs werden zwar immer rot und die Mädels kichern, wenn ich meine Vergleiche bringe, aber sie bewirken so einiges.

Und auch wenn ich im Geiste jung geblieben bin – will ich zumindest hoffen – so muss ich doch innerlich immer wieder den Kopf über die heutige Jugend schütteln.

Ein Jugendlicher berichtet mir gar einmal, dass seine KOMPLETTE Berufsschulklasse zu spät gekommen sei, da es einen Netzausfall beim Handybetreiber gegeben habe und somit die Jugendlichen die Zeit nicht wussten und die Bahn verpassten. Da kann man sich doch nur an den Kopf packen.

»Was ist denn mit Armbanduhren?«, will ich wissen und werde mild belächelt.

»Wer trägt denn heutzutage noch Armbanduhren?«

Äh, ich. Zum Beispiel.

Im Großen und Ganzen lieben mich meine Jugendlichen aber, wenn sie sich einmal an mich gewöhnt haben. Sie finden mich meist cooler als die anderen Logopäden, da ich ganz gern dann auch schon mal Filmaufnahmen mache, In-vivo-Training beim Bäcker anberaume (Bei Stotterern oder Polterern) oder ein Bewerbungsgespräch simuliere.

Oder aktuelle Liedtexte zum Vortragen oder Artikulieren benutze oder, oder, oder … die Kinder einfach nur da abhole, wo sie stehen.

Da ich ein rastloser Mensch mit unglaublich vielen Ideen bin, kommt das meinem Temperament sogar meist sehr entgegen, denn stumpfe Fünfundvierzig-Minuten-Therapien vor dem Spiegel am Tisch sind mir viel zu langweilig und eintönig.

Und sooo schrecklich sind die Jugendlichen dann meist auch gar nicht. Vielleicht werde ich auch nur langsam alt. Ist doch schön, wenn man sich in der Mitte treffen kann …

Der dicke Professor

In der Zeit meiner Selbstständigkeit ereilt mich eine Anmeldung für einen Hausbesuch in einem der Essener Villenviertel. Privatpatient, das bedeutet immer einen höheren Stundensatz als bei den gesetzlich Versicherten. Also nehme ich die Anmeldung an. Auf welches Abenteuer ich mich da einlasse, wird mir erst später bewusst. Herr K. ist ein ehemals hohes Tier bei einem riesengroßen, bekannten Essener Unternehmen, und er ist es gewohnt, Befehle zu erteilen. Er trägt einen Doktortitel, die genaue Fachrichtung ist mir leider entfallen. Er leidet an einer neurologischen Krankheit, die ihn überwiegend ans Bett fesselt. Gelegentlich begibt er sich im Schneckentempo mit dem Rollator zu seinem hochherrschaftlichen Stuhl an seinem Schreibtisch. Er hat eine Dysphagie, also eine Schluckstörung und eine Dysarthrie, eine verwaschene Aussprache, bedingt durch seinen Muskelschwund.

Meistens sitzt er in seinem Pflegebett im Wohnzimmer. Über seinem seidenen Pyjama trägt er einen Morgenmantel. Mit seinem Haarkranz am Hinterkopf sieht er aus wie Professor Hastig aus der Sesamstraße.

Er ist unglaublich übergewichtig. Als ich nach seinem Kehlkopf taste, brauche ich sehr lange, sein Zungenbein kann ich aufgrund der vielen Kinne gar nicht finden.

Seine Frau wiegt höchstens die Hälfte von ihm, sie ist spindeldürr. Kein Wunder, so viel wie sie immer rennen muss, wenn er seine Kommandos brüllt. Als ich ihn freundlich auffordere, seine Veilchenpastillen auf gar keinen Fall mehr im Liegen, am besten sogar lieber gar nicht mehr zu lutschen, hab ich verspielt.

»Ich lasse mir von Ihnen doch nicht vorschreiben, was ich zu tun oder zu lassen habe!«, donnert er los.

»So weit kommt es noch!«

Ein wenig eingeschüchtert schweige ich lieber. Seine Frau zieht schon verängstigt den Kopf ein.

»Sie werden ihn da nicht umstimmen können, fürchte ich«, flüstert sie mir im Flur zu.

»Ist das denn sehr gefährlich?«

Ich zucke die Schultern. Der Mann ist über achtzig, ob er nun eine Aspirationspneumonie bekommt, also eine Lungenentzündung durch Verschlucken, oder ob seine Krankheit ihn dahin rafft, ist eigentlich auch schon egal.

Ich antworte natürlich: »Wenn es irgendwie geht, gewöhnen Sie ihm seine Pastillen ab!«

Unsere Stunden folgen immer demselben Ritual:

Wir machen unsere Übungen, während derer er ungeniert seine Süßigkeiten futtert – Schluckstörung hin oder her. Außer den Pastillen nascht er auch gern Haribo, Schokolade, Kekse – eigentlich alles, was seine Frau ihm auftischt. Irgendwie muss man sein Gewicht ja halten. Und dann stellt er mir hochwissenschaftliche Fragen, die ich nicht beantworten kann. Ich komme mir fast vor wie im Staatsexamen.

»Junge Frau, erläutern Sie mir bitte den Unterschied zwischen einer Fraktion und einer Partei!«, ist noch die simpelste Frage.

»Ich glaube, Fraktionen haben irgendwas mit dem Parlament zu tun.«

Ich krame mein Politikwissen aus meiner hinterletzten Hirnwindung in der Hoffnung, dass er mich nicht wieder ausschimpft. In der letzten Stunde bin ich doch schon kläglich gescheitert, weil ich den Konjunkturzyklus nicht mehr tippi toppi herunterbeten konnte.

»Bei … er nennt den Namen des Konzernriesen … hätten Sie keine Chance gehabt, mit Ihrem eingeschränkten Wissen!«

Also, das schlägt doch wohl dem Fass den Boden aus. Erstens gewinne ich fast immer bei Spiel des Wissens oder Trivial Pursuit, und zweitens hatte ich nicht vor, ins Management eines Unternehmens zu wechseln. Dieser feiste alte Mann! Innerlich muss ich aber doch schmunzeln. Eine Woche später sagt seine Frau die Stunde ab. Es sei etwas passiert. In der nächsten Woche erfahre ich dann auch den Grund. Er ist gleichermaßen tragisch wie komisch.

Herr K. musste zur Untersuchung ins Klinikum. Er ließ es sich nicht nehmen, mit seinem Rollator das Krankenhaus zu betreten. Keine Ahnung, ob es überhaupt einen passenden Rollstuhl für sein ausladendes Hinterteil gäbe. Der Rollator war trotzdem keine gute Idee. Kurz nachdem er zusammen mit seiner Frau den Aufzug betreten hatte, geriet Herr K. ins Straucheln und fiel direkt auf seine Frau, die beinahe keine Luft mehr bekam. Laut ihrer Schilderung dauerte es eine gefühlte Ewigkeit, bis der Aufzug endlich irgendwo hielt und den beiden aufgeholfen werden konnte.

Ich muss an mich halten, um nicht lauthals los zu prusten. Was für eine Vorstellung! Frau K. scheint nicht amüsiert zu sein. Glücklicherweise ist alles noch einmal glimpflich ausgegangen, außer ein paar Prellungen gibt es nichts weiter zu vermelden.

Frau K. tut mir generell ziemlich leid. Ihr Ehemann kommandiert sie von früh bis spät nur herum.

»Früher war er nicht so!«, sagt sie dauernd und »Das ist die Krankheit!«

Ich kann mir Herrn K. gar nicht in freundlich vorstellen, aber das tut nichts zur Sache.

Von Stund' an habe ich auf jeden Fall immer Angst, wenn er sein Königsgemach verlässt und zu seinem Schreibtisch wankt. Nicht, dass er noch auf mich draufknallt. Ich bin nämlich schwanger, wie ich gerade erfahren habe … Ein gutes halbes Jahr später gebe ich Herrn K. an eine Kollegin ab und bin froh, der wöchentlichen Fragestunde entkommen zu sein …

Der Bürgermeister von Kabul

Ein ähnlich autoritärer Patient, wenn auch auf stillere Art und Weise, begegnet mir Jahre später in meiner Karriere.

Als Ausländerbeauftragte nehme ich auch bis zum heutigen Tag gern Patienten aus anderen Kulturen an. Fremde Länder und Sitten, fremde Schicksale interessieren mich brennend.

Es gibt eine Anmeldung, ein Mann mit einem unaussprechlichen Namen. Natürlich legen meine Kolleginnen mir die Anmeldung auf den Schreibtisch.

Außerdem ein Erwachsener, womöglich neurologisch erkrankt – nicht jede Logopädin nimmt gern so einen Fall. Ich schon.

Er kommt zum Termin mit seiner Frau, die sehr viel übersetzen muss. Seine Muttersprache ist Arabisch. Einige Brocken Arabisch beherrsche ich noch aus meinem Tunesienurlaub und Herr Sch. ist mehr als begeistert, in seiner Muttersprache begrüßt zu werden.

Er hat Morbus Parkinson, sein Gang ist unsicher, die Fingerfertigkeit hat stark nachgelassen, seine Aussprache ist verwaschen, die Stimme leise. Trotzdem strahlt er eine natürliche Autorität aus, wie ich sofort bemerke.

Wir unterhalten uns über seinen Beruf.

»In Deutschland: Teppichgeschäft, in Kabul: Bürgermeister!«, übersetzt seine Frau.

Ich bin beeindruckt. Dieser kleine Opi in seinem ballonseidenen Jogginganzug war mal ein richtig hohes Tier.

Wir vereinbaren neue Termine, zu denen er dann ohne seine Frau kommen soll.

Im Flur helfe ich ihm in die Jacke, er hebt noch einmal die Hand zum Gruß wie Queen Mum und verschwindet dann im Treppenhaus.

»Wer war das denn?« Meine Kollegin wundert sich.

»Na Herr Sch. Der neue Patient. Und weißt du was? Er war mal Bürgermeister in Kabul!«

»Bürgermeister in Kabul? Der? Meine Kollegin schüttelt sich aus vor Lachen. Im Leben doch wohl nicht. Hast du dem das etwa geglaubt?«

Ich werde rot. Bestehen etwa Gründe, es nicht zu glauben? Mist, manchmal bin ich einfach zu blauäugig.

»Naja, also heutzutage hat er ein Teppichgeschäft hier in Deutschland!«

Ich rudere ein wenig zurück.

»Ja, das passt schon eher zu dem!«, findet meine Kollegin.

Und auch mein Mann lacht mich aus zuhause.

»So, so. Der Bürgermeister von Kabul. Hat Kabul überhaupt einen Bürgermeister? Aber er muss es ja wissen!«

Ich bin ein kleines bisschen beleidigt. Nur zu gern wäre ich die Logopädin eines Prominenten geworden. Für mich bleibt er trotzdem der Bürgermeister von Kabul. Wir verbringen anregende Stunden miteinander. Während ich sein Gesicht behandle –

Parkinsonpatienten haben eine Starre der Gesichts-muskulatur – erzählt er mir immer »Dönekes« aus Afghanistan und ich hänge an seinen Lippen. Auch die Übungen zur Stimmkräftigung gefallen ihm sehr gut.

»Du gutes Frau!«, sagt er immer wieder lobend.

»Ich machen Geschenk, du mir sagen, welche Größe, welche Farbe, ich bringe Teppich!«

Ein Orientteppich? Ernsthaft? Den hat meine Schwiegermutter im Wohnzimmer, aber doch nicht ich.

Sieht ja wohl etwas altmodisch aus.

»Nein, danke. Wir haben schon einen Teppich.«

Ich lehne sein Angebot entschieden ab.

»Du mich machen gesund, ich mache Geschenk. Du sagen.«

Lächelnd schüttle ich den Kopf.

Zuhause springt mein Mann mir fast ins Genick.

»Carolin, weißt du wie teuer solche Teppiche sind? Natürlich nimmst du den an. Und wenn ich den bei Ebay einstelle. So ein Geschenk lehnt man doch nicht ab! Noch dazu vom Bürgermeister von Kabul! Ich leih dir an dem Tag den Kombi, dann kannst du den Teppich eingerollt transportieren.«

Geschäfte macht mein Mann sehr gern.

Seufzend nicke ich. Okay. Dann eben ein Orientteppich.

In der nächsten Stunde teile ich Herrn Sch. mit, dass ich nun doch einen Teppich nehmen würde (ich gebe zu, es ist mir etwas peinlich, aber weder Herrn Sch. noch meinen Mann interessiert das).

»Jaaaa, das gut. Du wollen rot? Oder grün?«

Beides nicht. Ich will überhaupt GAR KEINEN Orientteppich. Eigentlich.

Meine Gebete werden erhört.

Etwa eine Woche später ruft der Sohn mich an. Er wohnt in einer anderen Stadt und leitet die dortige Teppichfiliale.

»Mein Vater kommt nicht mehr. Wir werden Mutter und Vater hier bei uns aufnehmen. Ich habe hier schon eine Logopädin für ihn gefunden. Wenn Sie der bitte Ihre Berichte faxen würden?«

Ich habe den Bürgermeister von Kabul nie wieder gesehen. Zwar habe ich dem Sohn am Telefon meine allerherzlichen Grüße an ihn ausgerichtet, aber ob dieser sie weitergeleitet hat, steht in den Sternen.

Wahrscheinlich hat jetzt die Logopädin in der neuen Stadt einen schicken Perserteppich im Wohnzimmer liegen …

Felix oder im dichten Fichtendickicht

Felix ist siebzehn und macht gerade den Führerschein. Er kommt wöchentlich in die Praxis geschlurft und ist extrem wortkarg. Wie so mancher Teenager. Jedoch hat Felix im Gegensatz zu anderen Teenagern einen Wasserkopf und eine extreme Fehlstellung des Unterkiefers. Dieser steht weit vor, man spricht von einer sogenannten »Mandibulären Prognathie«. Felix' Kiefer soll demnächst gebrochen werden. Er bekommt seit frühester Kindheit Logopädie, war schon bei fast allen Kolleginnen und hat null Bock, wie man auf Neudeutsch sagt. Meistens sagt er die Stunde ab oder er fehlt einfach unentschuldigt. Wie ich bereits erwähnte, reizen mich solche Fälle besonders. Wollen wir doch mal sehen, was ich aus ihm so herauskitzeln kann.

Mehr als ein »Hallo« kriege auch ich anfangs kaum aus ihm heraus. Doch dann frage ich ihn, was er gerade liest. Zack, schon hab ich ihn.

»Warum wollen Sie das wissen?«, erkundigt er sich neugierig und sucht sogar Blickkontakt. Ein erster Schritt in die richtige Richtung!

»Na, soweit ich mich schlau gemacht habe, übst du schon sehr lange das deutliche Sprechen. Warum nicht anhand deines aktuellen Buches? Wir könnten daraus lesen, Zusammenfassungen vortragen, so was in der Art!«

Felix' Augen blitzen und sie blitzen immer noch, als er eine Woche später mit seinem Teenager-Agenten-Thriller wieder im Wartezimmer sitzt.

Das hat er nicht vergessen, und es hat sogar den Anschein, er sei gern zur Therapiestunde gekommen.

Ich finde es wahnsinnig wichtig, diesem therapiemüden Jungen ein Highlight zu bieten, etwas, worauf er sich freuen kann.

»Der ist voll unmotiviert, mit dem kannst du nicht arbeiten«, behauptet das halbe Team. Mir frisst er vom ersten Augenblick an aus der Hand, und die Freude ist beidseitig. Ich kann ihn nicht als unmotiviert empfinden, im Gegenteil. Und wann immer eine Kollegin mich mitleidig ansieht: »Ach, du hast gleich Felix, du Arme!«, kann ich nur schulterzuckend entgegnen:

»Warum ich Arme? Ich finde ihn völlig okay.«

»Aber man muss ihm doch jeden Satz aus der Nase ziehen!«

Bei mir nicht. Felix und ich reden stundenlang über Agenten, Geheimaufträge und dergleichen mehr. Seine Welt eben. Ich habe den Patienten da abgeholt, wo er steht. Vielleicht bin ich aber auch einfach Freak genug, um mit freakigen Patienten gut klarzukommen. Will ich mal nicht komplett ausschließen, diese Möglichkeit.

Ganz am Rande machen wir vor unseren Leserunden die eine oder andere Zungenübung.

Besonders lustig wird es, als ich mit Felix ein Zungenbrecher-Kartenspiel spiele. Natürlich ziehe ich die sensationelle Karte:

Im dichten Fichtendickicht
nicken dicke Fichten tüchtig.

Den konnte ich noch nie. Man kann sich denken, was ich zu Felix' allergrößter Erheiterung hervor stammle. Wir lachen Tränen.

Ich kopiere ihm den Spruch als Hausaufgabe. Nun kann er seine Eltern und Geschwister damit beglücken.

Felix hat bei mir selten abgesagt, und wenn, dann mit Begründung. Ich finde es sowohl zwischenmenschlich als auch fachlich wichtig, über den Tellerrand zu schauen. Wenn ich von einer Kollegin höre: »Boah, mit dem habe ich jetzt schon mehr als vierzig Stunden lang das »SCH« geübt!«, dann denke ich mir einfach nur: »Der arme Patient. Das ist doch Folter. Da muss doch auch der begriffsstutzigsten Logopädin irgendwann klarwerden, dass man es lieber mal sein lässt.«

Stellen Sie sich doch bitte mal vor, Sie müssten vierzig Mal irgendwohin gehen und etwas durchführen, was Sie partout nicht auf die Reihe kriegen. Bei mir wäre das zum Beispiel ein Feldaufschwung am Stufenbarren.

Und das mehr als vierzig Mal? Gruselig. Da gebietet doch allein schon die Nächstenliebe irgendwann Einhalt!

Einen ganz ähnlichen Fall wie Felix hatte ich mit einem recht jungen Schlaganfallpatienten, der trotz seiner vierzig Jahre in einem Pflegeheim landete, da er keine Angehörigen hatte.

Alle Kolleginnen waren genervt und demotiviert, ich habe ihn übernommen und eine Arbeitsbasis gefunden.

Wenn ich einem Null-Bock-Teenie mit 0815-Standard-Logopädie komme, dann ernte ich: Null Bock. Ebenso wenig kann ich mit einem Aphasiepatienten, der einen Reifenhandel hatte, über die großen Musikkomponisten wie Mozart oder Bach philosophieren.

Wohl aber kann ich ihn Schnapssorten oder Zigarettenmarken aufschreiben lassen. Und mit ihm Lieder von Drafi Deutscher singen (wenn sein Facebook Profil verrät, dass er Schlager mag).

Man sollte also eine gewisse Anpassungsfähigkeit mitbringen als Logopädin.

Abgrenzung

Was man in jedem Falle auch mitbringen muss, ist die Fähigkeit, sich abzugrenzen.

Mir passierte es früher mit steter Regelmäßigkeit, dass die Patienten, sobald sie in der Praxis waren, sofort in mein Zimmer stürmten. Ungeachtet der Tatsache, wann ihr Termin war. Ich habe aber auch nie etwas dazu gesagt. Bis zu diesem einen folgenschweren Tag ...

Jeden Donnerstag habe ich eine anstrengende, vormittägliche Hausbesuchsrunde und eine kurze Mittagspause von einer halben Stunde von 12:30 bis 13:00 Uhr, in der ich meist nur Haferflocken oder ein Müsli esse.

Jetzt habe ich eine Neuanmeldung um 13:00 Uhr. Die Mutter und ihre Tochter erscheinen nach der Erstdiagnostik regelmäßig um 12:45, stolzieren in meinen Raum und schauen mir beim Essen zu, während sie von den sprachlichen Fortschritten der letzten Woche berichten. Zuhause erzähle ich meinem Mann davon.

»Das würde ich gar nicht erst einführen, Carolin. Ich sage allen Patienten immer sofort, sie mögen bitte noch einen Moment im Wartezimmer Platz nehmen. Ich opfere denen doch nicht meine Mittagspause.«

Er ist auch Therapeut, wenn auch in einem gänzlich anderen Bereich.

Im Prinzip hat er Recht. Leider ist mein Mann von Natur aus viel selbstbewusster als ich und tritt tausendmal autoritärer auf.

Doch meine dreißig Minuten Ruhe sind mir heilig. Also öffne ich besagter Mutter am folgenden Donnerstag die Praxistür mit der Bitte, die fünfzehn Minuten bis zum Termin noch kurz im Wartezimmer Platz zu nehmen. Sie schaut äußerst sparsam und sagt sogar zu ihrer Tochter:

»Komm, die Carolin will uns noch nicht da haben!«

Was für ein Spruch und wie schade auch für das Kind. Aber ich werde den Teufel tun und mich vor ihr rechtfertigen, denn genau das bezweckt sie ja mit ihrem Kommentar. Ich betone, dass ich noch etwas essen müsse und dann gleich für sie da sei, aber eigentlich ärgere ich mich innerlich, denn wofür rechtfertige ich mich hier? Für meine Mittagspause?

Eine Woche später kommt meine Chefin auf mich zu. Die Mutter wünscht einen Therapeutenwechsel. Sie käme »mit meiner Art nicht zurecht«, ob denn etwas vorgefallen sei. Kopfschüttelnd berichte ich ihr von der Mittagspausenproblematik.

Dieses Beispiel zeigt sehr gut, welche Erwartungshaltung an uns Logopäden gerichtet wird. Man muss immer verfügbar sein.

Genauso ist es bei der Terminvergabe. Alle wollen am liebsten immer nach 17:00 Uhr kommen, ungeachtet der Tatsache, dass man nur bis 17:00 Uhr arbeitet. Und Patient X kann auf jeden Fall nur jeden zweiten Dienstag zwischen 15:30 und 18:12, während Patient Y montags Judo und mittwochs

Karate hat und deshalb nur freitags kann. Oder an den Tagen, an denen ich nicht arbeite. Aber nur, wenn's regnet. Das alles muss ich bedenken, wenn Patient Z anruft und ausgerechnet den Termin haben will, den ich mit viel Hin- und Hergetausche just vor einer Stunde Patient X gegeben habe. Das ist manchmal wie Sudoku. Und als Logopädin bin ich ja angehalten, es möglichst allen recht zu machen. Als Selbstständige geht es dabei um meinen eigenen Geldbeutel, und als Angestellte möchte man seinen Job nicht verlieren. Die Konkurrenz ist groß, und wenn man den Wunsch des Patienten nicht bedienen kann, greift er zum Hörer und ruft die nächste Praxis an. Also macht man's ihm recht.

Aber auch nicht in jedem Fall. Mittagspausen müssen sein!

Technikgenie

Häufig müssen Logopäden ihre Mittagspausen oder Patientenabsagen nutzen, um den lästigen organisatorischen Pflichten nachzukommen. Man muss Berichte tippen, ausdrucken, kopieren und sie an Ärzte faxen. Wie ich in meinem ersten Buch »Off-line-Modus aktiviert« in epischer Breite darlege, bin ich elektrosensibel. Das bedeutet, ich muss aus gesundheitlichen Gründen ein Leben ohne Funk führen. Das wiederum bedeutet, dass ein Haufen technischer Geräte gar nicht erst in meine Nähe kommt. Die haben es gut! Diejenigen, die es aber dennoch schaffen, haben kein einfaches Leben mit mir.

Bereits im ersten logopädischen Praktikum schaffte ich es innerhalb weniger Tage, den Kopierer und den Wasserkocher der Praxis zu ruinieren (zum Glück gibt es Haftpflichtversicherungen).

Sämtliche Kollegen, die mit mir im Laufe der Jahre zu tun hatten, mussten alle schon mal herhalten, um Druckerpatronen auszutauschen, verloren gegangene Dateien zurückzuerobern, Berichte umzuformatieren und so weiter. Mein Kollege sagt immer liebevoll »Caro, du bist ein Dinosaurier was Technik angeht.«

Man kann es auch im Klartext sagen: Ich bin ein Vollhonk.

Und noch dazu verpeilt. Wenn ich mir nicht haargenau auf die Finger schaue, kommt es durchaus vor, dass ich den Therapiebericht von Patient X versehentlich an den Arzt von Patient Y faxe.

Während einer Patientenabsage, also in einer Freistunde, habe ich einmal – anstatt zu tippen oder mit Ärzten zu telefonieren – folgende Anekdote zu Papier gebracht:

Das Gerät

Das Gerät und ich stehen miteinander auf Kriegsfuß. Es sollte den Befreiungsausweis eines Patienten faxen. Nein, nicht kopieren. Und erst recht nicht siebenundsechzig Mal! Wieso überhaupt siebenundsechzig? Und wieso steht da KOPIEREN und nicht FAXEN? Mir bricht der Angstschweiß aus. Mit zittrigen Fingern stoppe ich das Gerät durch Betätigen sämtlicher nötigen und vermutlich auch unnötigen Knöpfe. Erleichterung. Aufatmen. Nur siebzehn Kopien! Neuer Versuch! Ich schalte um auf FAXEN. Der Blatteinzug startet. Und misslingt. Das Gerät macht Origami aus der Vorlage. Erbost zieht es hartnäckig am Papier. Wutschnaubend ziehe ich in die andere Richtung. Ha, das wäre doch gelacht. Ich lasse mich doch von so einem Gerät nicht verkackeiern! Neuer Versuch! Das Gerät kooperiert! Atemlos lasse ich mich schließlich in meinen Drehstuhl fallen, als das Telefon klingelt. »Sag mal, hast du gerade versucht zu faxen? Hat irgendwie nicht geklappt!« Siebzehn Kopien, ein Origami und wertvolle Lebensminuten für die Katz. Und dabei ist heute noch nicht einmal Montag!!!

Der gestresste Manager

Herr U. meldet sich für eine Stimmtherapie an. Er spricht schon bei der Anmeldung am Telefon so schnell und hektisch, dass ich seine Diagnose blind errate. Hyperfunktionelle Dysphonie. Eine Stimmstörung aufgrund der Überanstrengung der Stimmbänder. Er sei häufig heiser, beklagt er sich, und könne auch in Konferenzen nicht so sprechen, wie er sich das wünsche, ohne dass ihm die Stimme versage.

Ich kläre Herrn U. eingehend über das Thema Stimmhygiene auf. Er soll natürlich Rauchen und Alkohol vermeiden, ebenso wie stark mentholhaltige Dämpfe oder Bonbons. Auch Kamille ist zum Inhalieren nicht gut, da sie austrocknet und Allergien hervorrufen kann.

Räuspern schadet den Stimmbändern, da sie hierbei aneinander reiben, ein kurzes, kräftiges Husten ist hier besser.

Die Diagnostik beinhaltet die Messung der Ausatem- sowie der Tonhaltedauer. Schnell wird klar: Herr U. hat eine Hochatmung. Er atmet verkrampft und verfügt prinzipiell über viel zu wenig Ausatemluft. Wir müssen also ans Eingemachte und »esoterische Übungen« machen, wie er es nennt.

Die ständig unterbrochen werden, weil alle fünf Minuten sein Telefon bimmelt und es immer »megawichtig« und »unaufschiebbar« ist. Bis ich ein Machtwort spreche.

Ich fordere ihn auf, sein Telefon während unserer kümmerlichen fünfundvierzig Minuten auf lautlos zu stellen, damit er wenigstens in dieser Zeit mal zur Ruhe kommt.

Die »esoterischen Übungen« beinhalten streng genommen auch, dass wir unsere Schuhe ausziehen. Die Fußsohle ist muskulär mit dem Zwerchfell verbunden. Wenn die Fußsohlen einen guten Bodenkontakt haben, kann auch das Zwerchfell frei schwingen.

Herr U. möchte seine Schuhe natürlich nicht ausziehen. Wahrscheinlich hat er Angst um seine teuren Designersocken. Dementsprechend schwingt sein Zwerchfell auch nur bedingt. Außerdem tut er sich sehr schwer damit, aus sich herauszugehen. In der Stimmtherapie bewegt man sich viel, Lockerungsübungen helfen, manchmal massiere ich die Patienten mit Igelbällen. Das passt ihm alles nicht. Auch die Atemübungen, die die Grundlage für die späteren Stimmübungen sind, werden von ihm kritisch beäugt. Meistens setze ich mich neben die Patienten, drehe mich aber so, dass ich in die entgegengesetzte Richtung schaue, lege mir die Hand auf den Bauch und die des Patienten dann darauf. Auf diese Weise können die Patienten erspüren, in welche Richtung mein Bauch während der Ein- beziehungsweise Ausatmung wandert. Bei Herrn U. traue ich mich jedoch nicht, sein skeptischer Blick bei jeder einzelnen Übung verheißt nichts Gutes. Generell sind Frauen in der Stimmtherapie offener, freier und kooperativer. Ich habe aber auch schon genügend Männer behandelt, mit denen ich sehr gut zusammenarbeiten konnte. Herr U. zählt nicht dazu.

Ich erinnere mich zum Beispiel noch sehr gut an einen jungen Mann, der nach einer Schilddrüsenoperation eine Stimmbandlähmung hatte und anfangs nur gekrächzt hat. Er hat super motiviert seine Übungen gemacht, auch zuhause, und hatte nach zwei Rezepten keinerlei logopädische Auffälligkeiten mehr. Vielleicht bräuchte Herr U. auch mal einen Motivationsschub, aber wer weiß woher?

Er möchte sich nicht einmal auf meine Liege legen, um im Liegen die Atmung zu beobachten – er möchte gar nichts. Am liebsten möchte er seine Stimmbänder in die Reparatur geben, so wie er sein Auto zu A.T.U. bringt oder wohin auch immer. Vielleicht ist auch genau das sein Problem. Seine Stimme zwingt ihn, innezuhalten und sich mit sich selbst zu befassen – und er möchte nichts davon wissen. Seine Hausaufgaben macht er auch nicht. Stattdessen bricht er die Therapie unverrichteter Dinge irgendwann einfach ab. Ob er sich eine neue Logopädin gesucht hat? Ich glaube es nicht …

»Kurze Fuffzehn«

Wenige Patienten nennen mich unaufgefordert Caro. Diejenigen, die es jedoch getan haben, haben alle miteinander zwei Gemeinsamkeiten: Sie sind saunett und schwerkrank. Und das ist auch der Grund, warum ich ihnen ihr »Caro« hab durchgehen lassen.

Von einem möchte ich berichten …

Herrn Hollmann übernehme ich von meiner Chefin. Er ist Mitte vierzig, so schwer an Multipler Sklerose erkrankt, dass er nicht mehr laufen kann, nur begrenzt sitzen und seine Arme beziehungsweise Hände auch nur äußerst eingeschränkt bewegen kann. Da er keine Angehörigen hat – außer seinem hochbetagten Vater – lebt er in einem Pflegeheim. Allerdings in dem teuersten, das Essen zu bieten hat.

Trotz der Schwere der Krankheit sind sein Optimismus und sein Frohsinn ungebrochen.

»Hi, ich bin Hollie. Magst du RWE?«, fragt er mich in der ersten Stunde.

Da ich nunmehr seit sechs Jahren in Essen lebe, weiß ich, dass er nicht den Energieriesen, sondern den Fußballverein meint.

Sein Zimmer ist außerdem tapeziert mit Rot-Weiß-Essen-Postern.

»Ich schau meist nur EM und WM«, entgegne ich.

»Dann ändere das. Du musst mit mir zum Spiel!«

Er spricht extrem langsam und sehr undeutlich. Ein wenig so, als sei er betrunken. Die Multiple Sklerose hat die Nerven angegriffen, die seine Artikulationsmuskulatur versorgen.

»Sorry, aber ich gehe nicht mit Patienten aus.«

»Bei mir machste 'ne Ausnahme!«

Er grinst breit und ich schüttle den Kopf.

»Nope!«

»Nur Mut!«

Er grinst noch breiter.

Meine Antwort lautet nein.

Wir machen weiterhin zweimal in der Woche Zungenübungen, Atemübungen, Übungen zur Diadochokinese (schnelle, abwechselnde Bewegungen der Sprechmuskulatur), versuchen uns an Texten, üben Zungenbrecher – und immer wieder bittet Hollie mich, mit ihm zum Spiel zu fahren. Er hat eine Dauerkarte und wird, wann immer RWE zuhause spielt, von einem Krankenwagen abgeholt und ins Stadion gefahren. Dort wird er dann in seinem Rollstuhl auf eine gesonderte Tribüne geschoben, hautnah am Spielfeldrand.

Ich bleibe eisern, Arbeit ist Arbeit und Freizeit ist Freizeit.

»Kennste KURZE FUFFZEHN?«, fragt er mich eines Tages und grinst wieder schelmisch. Ich könnte mir schon vorstellen, dass er früher mit seiner Art bei den Frauen ganz gut ankam.

»Nö, nie gehört, was ist das?«

Er bedeutet mir, in seine Schublade zu schauen. Dort stapeln sich lauter Hefte namens »KURZE

FUFFZEHN«. Es ist die Fanzeitung des Fussball-vereines Rot-Weiß-Essen.

»Interessant. Und warum heißt das Heft KURZE FUFFZEHN ?«

Ich wittere direkt eine Chance, meinen Patienten zu einem längeren Monolog anzuhalten, was immens wichtig für ihn ist. Manchmal spricht er tagelang nur drei Sätze am Tag mit der Pflege, das ist nicht unbedingt förderlich bei einer neurodegenerativen Erkrankung.

»Eine Halbzeitpause dauert fuffzehn Minuten!«

Seine Augen strahlen, als er mir den Titel erklärt.

»Und auf'm Pütt, also beim Bergbau unter Tage, dauerten die Pausen auch immer fuffzehn Minuten. Deshalb heißt das Heft so, weil es hier ja mehrere Zechen gibt. Außerdem gibt es sogar eine Statue von einem Bergbauarbeiter namens KURZE FUFFZEHN. Rot-Weiß-Essen hat die in den Fünfzigern anfertigen lassen. Da vereinen sich Fußball und Bergbau!«

»Werden wir ab jetzt einmal in der Woche mit ins Programm nehmen: Faszinierende Artikel aus KURZE FUFFZEHN!«

Hollie hängt mit einer solchen Affenliebe an seinem Club, dass er langsam aber sicher doch mein Herz erweicht. Ich ziehe in Erwägung, meine Regeln zu brechen und mit ihm zum Spiel zu fahren.

Vorerst beglückt er mich aber auch mit seinem Gesang: RWE-Fangesänge und mir noch nie untergekommene Songs der Band »Der Vorstand« werden ebenfalls zum festen Bestandteil unserer Stunde. Hollie nimmt mich mit in brandneue gesangliche Gefilde.

Was das Spiel angeht, nimmt uns das Leben die Entscheidung ab:

Mein Kollege und ich gründen bald darauf die gemeinsame Praxis und ich muss Hollie schweren Herzens abgeben.

»Jetzt biste fällig, Caro!«, droht er mir in unserer letzten gemeinsamen Stunde.

»Ich weiß, ich komm auch gern mit!«

Ich kann mir ein Lachen nicht verkneifen.

Und so begibt sich Frau Sandner zum Heimspiel von Rot-Weiß-Essen. Aber »Oh, RWE« singe ich dann doch nicht mit.

Hollie für seinen Teil wirft mir sowohl während des Spiels als auch während der »kurzen Fuffzehn« viele begeisterte Blicke zu. Seine Lieblingslogopädin und sein Lieblingsverein zusammen an einem sonnigen Samstagmorgen – glücklicher hätte er nicht sein können.

Fazialisparese

Frau S. hat eine Lähmung – oder auch Parese – des Gesichtsnerves Fazialis. Dies hat zur Folge, dass ein Mundwinkel schlaff herunterhängt und sie auch ein Auge nicht mehr schließen kann.

Frau S. ist eine sehr lebensfrohe Frau, kümmert sich aufopferungsvoll um ihre Enkelkinder und kommt mit großem Leidensdruck zur Therapie.

Der Grund für ihre Lähmung ist nicht bekannt. In so einem Fall spricht man von »Idiopathischer Genese«, unbekannter Ursache.

Sie war bereits einige Monate lang erfolglos in einer anderen Praxis behandelt worden, zweimal wöchentlich, und hatte nun riesengroße Angst, »dass das nie wieder weggeht.«

Genau wie ich.

Schlechte Karten, denke ich bei mir. Zu viel Zeit ist ohne Fortschritte ins Land gegangen. Ich setze alles auf eine Karte.

»Wir müssen das jeden Tag behandeln, mehrmals. Und zwar mit Massagen und Eis!«

Die Patientin ist sofort ganz bei mir, nickt zustimmend. Ich rufe den Arzt an, bekomme immerhin dreimal die Woche verordnet. Was absolut unüblich ist, ein- bis zweimal ist sonst das höchste der Gefühle.

Wir verbringen also eine intensive Zeit miteinander. Ich zeige Frau S. genauestens, wie sie ihr Gesicht behandeln muss.

Ich massiere den Nerv oder vielmehr das ganze Gesicht – man kann inzwischen auch sehr schön das Ultraschallgerät Novaphon ergänzend einsetzen – und dann behandle ich Frau S. mit PNF. Hierunter versteht man Propriozeptive Neuromuskuläre Fazilitation. Ich unterstütze mit Eisreizen im Gesicht das Zusammenspiel von Rezeptoren, Nerven und Muskeln. Heutzutage filmen mich auch viele Patienten bei der Arbeit, was ich mittlerweile sogar sinnvoll finde, aber zu Beginn der Nullerjahre war die Technik noch nicht so weit vorgedrungen.

Was lange währt, wird endlich gut. Nach vielen Wochen kommt Frau S.' Lächeln erst ansatzweise und dann doch wieder ganz zurück, und auch ihr Auge kann sie wieder schließen.

Sie ist überglücklich, und ich entlasse sie wenig später in die Freiheit.

Mit Fazialisparesen habe ich prinzipiell recht gute Erfahrungen gemacht, was die Heilungschancen angeht. Selbst in diesem Fall, wo die Lähmung schon länger bestand, ging alles gut aus.

Sollten Sie, lieber Leser, also an einer Fazialisparese erkranken, machen Sie sich keine Sorgen. Oder kontaktieren Sie mich.

Wenn Hottentotten Tüten tragen

Im Zuge meiner Tätigkeit für meinen Kollegen in Duisburg erhalte ich eine Neuanmeldung für einen Hausbesuch. Aphasie steht auf der Anmeldung und Wortfindungsstörungen.

Okay, denke ich mir, Schlaganfallpatient. Ich vereinbare mit der Tochter, die im selben Haushalt lebt, einen Termin für den kommenden Freitag um 17:00 Uhr abends. »Vorher ist Papa nicht ansprechbar, der guckt immer die halbe Nacht Fernsehen.«

Aha.

Nach getaner Arbeit in der Praxis programmiere ich also am darauffolgenden Freitag mein Navi und fahre schon wenig später los zur vorgegebenen Adresse. Kastanienstraße in Duisburg. Am Ziel angekommen schnappe ich mir meinen »Hausbesuchskorb«, in dem ich alle Materialien sammle, die ich als »Flying Doctor« so benötige, die Akte und meine Handtasche und stiefle zur Haustür.

Seltsam, auf dem Klingelschild steht ein ganz anderer Name. Stirnrunzelnd schreite ich die Straße ab bis zum Straßenschild. Doch! Kastanienstraße ist richtig. Da ich mich nicht traue, zu klingeln, entscheide ich mich, die Tochter auf dem Handy anzurufen.

Irritiert frage ich sie, ob sie anders heißt als ihr Vater.

»Nö!«, flötet sie fröhlich in den Hörer.

»Komisch, ich stehe hier in der Kastanienstraße 24, aber das scheint dann nicht Ihr Haus zu sein.«

»Ach Moment mal, jetzt sagen Sie nicht, Sie sind in Duisburg!?«

Hä? Wo sonst?

»Äh, doch, klar. Wohnen Sie denn nicht in Duisburg?«

»Nein, wir wohnen in Rheinhausen!«

Es folgt ein Monolog darüber, dass der Stadtteil Rheinhausen zwar offiziell zu Duisburg gehört, gefühlt aber schon längst die Unabhängigkeitserklärung hätte unterschreiben müssen und dass es dann ganz offensichtlich zwei Kastanienstraßen gäbe. Eine in Duisburg und die andere – in der ich mich ganz offensichtlich n i c h t befinde – in Rheinhausen.

Leicht verärgert über den sich verzögernden Feierabend und die vermutliche Unkenntnis des Kollegen, der die Anmeldung angenommen hat, fahre ich erneut los.

In der richtigen Straße angekommen, erwartet mich dann – im richtigen Haus mit dem richtigen Namensschild – oben in der Wohnung ein fröhlich grinsender älterer Herr. Tätowiert, behangen mit Goldschmuck, Rollstuhlfahrer. Kerniger Ruhrpottler, ist mein erster Gedanke. Mal sehen, welche Sprachstörungen er aufweist! Die Tochter erzählt mir erst einmal sein und ihr halbes Leben, sodass es etwas dauert, bis er auch einmal zu Wort kommt.

Routiniert führe ich meine Tests mit ihm durch, checke die Spontansprache, das Sprachverständnis – alles ergebnislos. Der Mann schaut mich an, als ob ich nicht mehr alle hätte.

Ich überprüfe ein weiteres Mal diese unsägliche Anmeldung. Neben der Adresse haben sich wohl noch mehr Fehlerteufelchen eingeschlichen. Aphasie? Sprachstörung nach Schlaganfall?

»Wann war denn der Schlaganfall?«, frage ich die Tochter und hoffe, dass ich das nicht schon eingangs gefragt habe. Aber mittlerweile ist es nach 18:00 Uhr und ich bin auch nur ein Mensch.

»Welcher Schlaganfall?«, entgegnet diese.

Das wird ja immer besser. Kein Schlaganfall, keine Kastanienstraße. Oder vielmehr doppelte Kastanienstraße. Was mache ich hier überhaupt?

Daraufhin erzählt sie mir, dass die Ataxie ihres Vaters, die gestörte Bewegungskoordination, die er seit einem Unfall mit Kleinhirnläsion vor Jahren hat, immer schlimmer wird und inzwischen auch die Sprache betrifft.

Okay, daher weht also der Wind. In meiner Annahme, er sei ein Aphasiepatient, hatte ich die leichte Dysarthrie – so nennt man diese Aussprachestörung – unter ferner liefen abgehakt.

Ich kontrolliere noch rasch die Zungenmotorik und schreibe mir ein, zwei Therapieziele in die Akte, bevor ich völlig fertig von dem anstrengenden Tag endlich nach Hause fahre.

Als ich eine Woche später wiederkomme, macht mir Peter – so soll ich ihn auf seinen eigenen Wunsch hin nennen, denn selbstverständlich duzt man sich unter uns Klosterschwestern – freudestrahlend die Tür auf. Seine Tochter hat schon alle Arten von Getränken für mich bereit gestellt (»Ich wusste ja nicht, was du willst!«). Ich begnüge mich mit Wasser. Prinzipiell trinke ich keine zuckerhaltigen Getränke und kommuniziere das auch so.

»Nee, ich sauf die Scheiße auch nicht.« Peter nickt lachend.

Wir starten mit der Stunde, und wenig später verfluche ich mich auch schon selbst für die ausgewählten Zungenbrecher.

»Wenn Hottentotten Tüten tragen.«

Grinsend wie ein Schuljunge ruft Peter: »Wenn Hottentotten Titten tragen.«

Auweia, um keinen Spruch verlegen, der junge Mann. Aber trotzdem ungeheuer sympathisch. Viel hat er ja nicht mehr vom Leben, wohnt bei seiner Tochter und ihrer Familie, kann aufgrund der Gehbehinderung die Wohnung nicht mehr verlassen, schaut bis tief in die Nacht Fernsehen – wenigstens die zotigen Witze muss man ihm dann doch lassen!

Er lacht sich dreckig kaputt, und ich stimme mit ein. Die Stunde wird sehr erheiternd. Ich kann nämlich durchaus auch zotig kontern, doch das fällt an dieser Stelle unter meine persönliche Schweigepflicht.

Lediglich sein Abschlusskommentar stimmt mich ein wenig unversöhnlich.

»Beim nächsten Mal kannste den Kaffeewärmer mal weglassen. Sieht scheiße aus!«

Damit meint er meine neue safrangelbe Lieblingsmütze. Auf die lasse ich nichts kommen.

»Wenn ich dich nicht so mögen würde, würde ich jetzt sagen: Du Arsch«, entgegne ich und ein weiteres Mal breitet sich ein fettes Grinsen in Peters Gesicht aus.

»Du bist mir mal 'ne Therapeutin ganz nach meinem Geschmack!«

Ich bedanke mich freundlich, erwidere das Kompliment und verlasse mit Hofknicks die Wohnung.

In der nächsten Woche möchte ich mit Peter an seiner Lautstärke arbeiten.

Zunächst einmal an der Lautstärke seines Fernsehers im Nebenzimmer.

»Kannst du den mal ausmachen?«, bitte ich ihn.

»Nee, der muss laufen, weil der Willi immer Snooker guckt.«

Mein Gesicht ist ein einziges Fragezeichen.

»Wer ist Willi?«

»Na, mein Kater!« Peter grinst mal wieder wie ein Honigkuchenpferd.

»Dein Kater? Willst du mich veräppeln?«

»Nee, der guckt immer Snooker, und dann dreht der den Kopf immer von links nach rechts, je nachdem, wie die Kugel rollt! Die Glotze bleibt an, dem Willi ist sonst langweilig.«

Ich schüttle innerlich den Kopf. Naja, jedem Tierchen sein Pläsierchen.

Schmallippig lächelnd teile ich ihm einen Textzettel aus, schnappe mir den anderen und stelle mich einige Meter von ihm entfernt an das andere Ende des Wohnzimmers.

»Schaust du bitte mal zu mir?«, bitte ich ihn.

»Wozu? So schön biste auch wieder nicht«, kontert er prompt.

»Na, dann passen wir ja bestens zusammen.«

Inzwischen bin ich verbal gewappnet.

»Find ich auch. Wenn ich zwei Jahre jünger wär, würde ich dich anmachen.«

Ich brech ab. Der Typ ist die Härte.

Ich bekomme einen Lachanfall, der gar nicht mehr aufhören will. Die Tochter, die mit am Tisch sitzt, kann sich auch kaum halten.

»Papa, zwei? Ernsthaft zwei? Wohl eher zwanzig!«

Wir lachen und lachen, bis uns die Tränen laufen und Peter empört skandiert:

»Ihr seid beide doof!«

So unterschiedlich wie meine Patienten auch sind, so sehr sind sie mir allesamt ans Herz gewachsen im Laufe der Jahre. Und Peter ist mit Sicherheit ein besonders außergewöhnlicher Patient, aber auch ein besonders liebenswerter.

»Die Frau kämmt die Suppe«

Herr Z. ist ein Aphasiker, den mir eine Kollegin vermittelt hat. Ihre Angestellte ist kurzfristig ausgefallen, und sie findet so schnell keinen Ersatz. Der Mann braucht aber dringend Hilfe. Natürlich übernehme ich ihn. Zum einen, weil ich anderen schlecht eine Bitte abschlagen kann, zum anderen sind erwachsene Patienten jederzeit herzlich willkommen, da man als Logopädin doch überwiegend mit Kindern zu tun hat.

Hausbesuch, ein wenig Anfahrt, aber das soll mich schon sehr bald nicht mehr stören. Herr A. ist ein herzallerliebster Patient. Seine Sprachstörung ist eine Wernicke-Aphasie. Er hat starke Wortfindungsstörungen, und aus seinem Mund kommt noch längst nicht das, was er sich vorstellt. Beim »Wörterwald«, einem logopädischen Spiel, antwortet er zum Beispiel auf die Frage »Was kann man bügeln?« »Hosen und Fenster.« Auf die Nachfrage nach seiner Körpergröße befindet er: »Einsfuffzich!«

Inzwischen habe ich gelernt, nur noch unsichtbar zu grinsen. Oder in vielen Fällen gar nicht mehr. Wahrscheinlich habe ich im Laufe der Jahre einfach zu viele sprachliche Absonderlichkeiten beobachten dürfen, sodass mich nichts mehr so leicht schocken kann.

Wir betrachten mehrere Bildkarten. Auffällig bei ihm ist, dass er auf einem einmal gefundenen Wort

»hängenbleibt.« So benennt er die erste Bildkarte richtig:

»Die Frau kämmt sich die Haare.«

Die nächste Bildkarte, auf der die Frau Suppe löffelt, beschreibt er dann mit »Die Frau kämmt die Suppe.« Er bemerkt den Fehler sofort und ärgert sich. »Scheiße, nee. Ach Mann.«

Die Karte, auf der die Frau ein Glas Bier trinkt, beschreibt er mit: »Die Frau betrinkt das Bier.«

Es folgen die Abbildungen, auf welchen die Frau zunächst Geld zählt und dann Kaffee trinkt.

Herr Z. fasst zusammen mit »Kaffeegeld trinken.« Das nennt man auch einen Kontaminationsneologismus, also eine Wortneuschöpfung aus zusammengesetzten Wörtern.

Als es gilt, den Oberbegriff »Feiertage« zu finden, liest er Folgendes vor:

»Ostern, Ohnachten, Wohnachten, Weihnachten.«

Das wiederum nennt man einen conduite d'approche, ein Herannähern ans Zielwort.

Bei den »Berufsutensilien«, bei denen jeweils zu einem Utensil der passende Beruf gefunden werden muss, antwortet er auf die Frage: »Wo findet man einen Zapfhahn?« »Auf Toilette!«

Ich versuche ihm zu helfen, indem ich klarstelle, dass er einen Zapfhahn gerade mit einem Wasserhahn verwechselt und dass man einen Zapfhahn in der Kneipe findet. In der Hoffnung, dass er sich nun dem gesuchten Wort nähert, frage ich:

»Wer arbeitet denn in der Kneipe?«

»Ich nicht«, entgegnet er achselzuckend, und ich gebe mich geschlagen.

Trotz seiner eingeschränkten Kommunikationsfä-
higkeit ist Herr Z. liebevoll bemüht um mein Wohl-
ergehen. Mal bietet er mir Äpfel aus dem eigenen
Garten an, mal ruft er seine Ehefrau und befiehlt:
»Mach der Frau mal was zu essen!«

Wir starren ihn beide mit weit offenen Augen an.
Sehe ich etwa so abgemagert aus?

»Josef, ist das dein Ernst?« Seine Frau kann die
Aufforderung kaum begreifen.

Doch ich höre die Nachtigall leise trapsen. Wenige Minuten zuvor hatte ich nämlich meine Unter-
lagen zusammengepackt mit den Worten:

»So, jetzt freue ich mich auf meine Mittagspause. Bei uns im Ort hat eine neue Imbissstube auf-
gemacht. Da fahre ich gleich mal hin, ich habe so
richtig Hunger.«

Und bei Wernicke-Aphasikern sind ganz oft
mehrere sprachliche Kanäle betroffen. Ganz offensichtlich hat er meinen »Small Talk« völlig falsch
verstanden.

Ich setze seine Frau ins Bild, und gemeinsam
können wir über den »Verhörer« lachen. Herr Z.
lacht mit, wobei ihm aber anzumerken ist, dass er
noch verunsichert ist.

Ganz und gar nicht verunsichert ist er in der nächsten Stunde bei der nächsten Partie »Wörterwald.«

»Nennen Sie etwas, das klein ist.«

»Ein Auto!« Seine Antwort kommt wie aus der
Pistole geschossen und lässt mich doch sehr stutzen.

»Echt? Ein Auto? Also ich hätte jetzt an eine Maus
gedacht oder so. Es gibt auch deutlich kleinere
Dinge auf diesem Planeten als ein Auto.«

»Aber auch deutlich größere.«

Spricht's und lächelt mich verschmitzt an.

Dem ist nichts mehr hinzuzufügen. Wo er recht hat, hat er recht.

Die beste Ergotherapeutin,
wo ich je war

Bei Kevin ist – ohne vermessen klingen zu wollen –
der Name Programm. Seine Mutter ist sehr einfach
strukturiert und auch bei Kevin wird schnell klar,
dass er aller Voraussicht nach zumindest eine Lern-
behinderung aufweist. Da ja heutzutage Inklusion
großgeschrieben wird, geht er allerdings mit seinen
zehn Jahren in die dritte Klasse einer Regelgrund-
schule. In der Vergangenheit hat er schon ein Schul-
jahr wiederholt, und aktuell kommt es abermals zu
großen schulischen Schwierigkeiten.

Er hat Probleme, dem Unterricht zu folgen und
auch mit dem Lesen und Schreiben will es noch
nicht so recht klappen.

Eine gesonderte Leserechtschreibdiagnostik hat
noch nie stattgefunden.

Diese kann man bei einem Pädaudiologen durchführen lassen, was ich direkt vorschlage.

Da ich auch von einer stark eingeschränkten
Merkspanne bei ihm ausgehe, bereite ich für die
nächste Stunde einige Tests vor, die die auditive
Verarbeitung untersuchen und die zum Standard-
programm einer logopädischen Praxis gehören.

Klassisch konditioniert auf die einschläfernde,
sonore Stimme meines Phoniatrie-Profs in der Ausbildung, tönt sie mir beim Herausholen der Ordner
alsgleich ins Ohr.

»Sinn, beziehungsweise Unsinn von zentral-auditiven-Verarbeitungsstörungen. Ich möchte, dass Sie das so notieren. Haben Sie das verstanden? Ich halte nämlich ÜBERHAUPT nichts von solchen Diagnosen. Meiner Meinung nach ist das alles erfunden. Aber da es der Lehrplan vorsieht, muss ich Ihnen wohl oder übel was darüber erzählen.«

Insgeheim schüttle ich noch einmal den Kopf über meinen damaligen Professor und seine abstrusen Überschriften.

»Eine Gaumenspalte kommt selten allein« war auch eine davon und sollte eigentlich nur verdeutlichen, dass Gaumenspaltenkinder oft »Läuse und Flöhe« haben (ebenfalls O-Ton), also dass eine Lippen-Kiefer-Gaumenspalte oft Mittelohrentzündungen, sprachliche Probleme, Schwierigkeiten beim Schlucken und noch einige weitere Einschränkungen mit sich bringt.

Ebenso wie die Sinneszellen bei zu lauter Beschallung »Aerobic im Innenohr« machen. Wobei er da wirklich oldschool war in der Wahl seiner Überschrift, der Gute. Heutzutage machen die doch eher Zumba im Innenohr.

Aber ich schweife ab.

Kevin bekommt also von mir die Aufgabe gestellt, aus drei Wörtern die beiden auszuwählen, die sich reimen.

Ich lese ihm vor:

»Dieb – lieb – Tier.«

Er grinst, als ob er das Ei des Kolumbus entdeckt hat und verkündet:

»Ich weiß, was sich reimt. Lieb und Einbrecher!«

Ich nicke bekräftigend, will ihm seine Motivation nicht nehmen. Und streng genommen meint er ja das Richtige.

Bei »Baum – Raum – Maus« hält er Raum und Maus für das Reimpärchen.

Richtig hanebüchen wird es bei der nächsten Übung.

Zunächst einmal lese ich die Anweisung vor.

»Ich spreche dir jetzt kurze Tiergedichte vor. Nur das letzte Wort lasse ich aus, das reimst du selbst dazu. Ich sage zum Beispiel EINE MEISE – singt ganz … dann sagst du LEISE, weil sich das auf Meise reimt. Danach sprechen wir das ganze Gedicht noch mal.«

Kevin nickt mit Kennerblick, verzieht dann das Gesicht und befindet:

»Schmierig, schmierig. Hoffentlich kann ich das.«

Ich überlege für den Bruchteil einer Sekunde, ob ich ihm den Unterschied zwischen schmierig und schwierig erklären soll, entscheide mich dann dagegen und motiviere ihn.

»Doch klar. Das kriegst du hin.«

Und wir legen los. Einige Reime bekommt er hin, bei den allermeisten wird er sehr, sehr kreativ. Hier ein Auszug:

»Das Huhn hat nichts zu …?«

»Suchen!«

»Der Bär, der ist sehr …?«

»Weich!«

»Das Känguru macht die Tür schnell …?«

»Auf!«

»Die Ziege liegt gern auf der …?«

»Weide!«

»Das Kamel hat im Haar viel …?

»Haare!«

»Eine Qualle ist gefangen in der …?«

»Badewanne!«

»Eine Schnecke kroch bis zur …?«

»Wand!«

»Das Reh trinkt gerne …?«

»Wasser!«

»Die Katze fängt Fliegen mit der …?«

»Zunge!«

»Ein Schwein steht auf einem …?«

»Baum!«

»Der Pfau sucht seine …?«

»Mutter!«

»Der Hund ist wieder …?«

»Wach!«

»Ein Aal, der ist sehr …?«

»Böse!«

Früher, etwa in den Jahren nach meinem Examen, hätten mir die Haare zu Berge gestanden, und ich hätte den armen Kevin wochenlang mit logopädischen Reimspielen wie »Haus Maus Laus« bombardiert. Aber heutzutage, mit der Altersmilde, die man offenbar irgendwann verspürt, bestaune ich nur, wie einfallsreich der junge Mann diese Übung gemeistert hat. Auf seine Weise eben.

»War das okay?«, fragt er im Anschluss.

»War ziemlich in Ordnung«, lobe ich ihn, denn ich kann ihm anmerken, dass er wahrscheinlich in seiner schulischen Laufbahn schon sehr oft zu hören bekommen hat, dass seine Leistungen nicht okay waren.

Und, ganz ehrlich, wird das Finden von Reimwörtern unerlässlich für seine spätere Karriere sein? Wohl kaum. Also können wir dieses Kapitel auch getrost schließen.

Die auditive Merkspanne trainieren wir jetzt wöchentlich am Computer, es gibt spezielle Programme. Und mit digitalen Medien kennt Kevin sich bestens aus. Er ist Feuer und Flamme.

»Bei der anderen Praxis durfte ich nie an den Computer. Du bist die beste Ergotherapeutin, wo ich je war.«

Da ich Kevin wirklich sehr in mein Herz geschlossen habe, übersetze ich mir einfach Ergotherapeutin in Logopädin und freue mich riesig über sein Kompliment.

»Griechischer Wein«

Herr A. ist mein neuer Hausbesuchspatient. Zweimal in der Woche fahre ich raus, er wohnt im Grünen. Todschicke Wohnung, großer Mann, der früher gern gefeiert hat. Die Diagnose lautet »Globale Aphasie«, ich habe sie eingangs erklärt. Er ist massiv betroffen. Außer »NE NE NE NE« kommt keine spontansprachliche Äußerung. Die aber dafür in allen Höhen und Tiefen, laut und leise, fröhlich, wütend, sachlich, es heißt immer: »NE NE NE NE«. Herr A. scheint überhaupt kein Störungsbewusstsein zu haben. Laut seiner Frau »versteht der aber alles«. Auch hierüber habe ich mich ja schon zur Genüge ausgelassen. Wenn ich ihm Bildkarten von drei Tieren und einem Kleidungsstück vorlege und ihn bitte, das nicht Passende herauszunehmen, rät er wahllos. Und auch meine Uhr oder meine Brille kann er nicht nach Anweisung reichen.

Eines Tages putzt Frau A. gerade die Wohnung, als ich eintreffe und hört dazu Musik.

»Oh, toller Sänger. Wer ist das?«, frage ich begeistert.

»Na, das ist er! Das ist mein Mann. Er singt ja leidenschaftlich gern.«

Und plötzlich kullert ein Tränchen ihre Wange herunter. Sie, die sonst immer so fröhlich und ein wenig barsch rüberkommt, wird mit einem Mal ganz still und bekümmert.

»Sang, muss man wohl sagen. Da kommt ja nicht mehr viel, außer diesem bescheuerten »NE NE NE NE« den ganzen Tag.«

»Das ist wirklich er? Das ist großartig!«, platzt es aus mir heraus.

»Ja sicher, er hat ja auch im Chor gesungen und alles. Diese CD ist im Studio entstanden. Das haben wir ihm zum Geburtstag geschenkt letztes Jahr. Eine professionelle Aufnahme. Naja, ist jetzt alles Geschichte.«

»Nein, Frau A. Singen ist wichtig und sogar sehr zuträglich für die Therapie. Wir fangen gleich an!«

Ich geleite Frau A. ins Schlafzimmer, wo ihr Mann mir schon entgegen winkt: »NE NE NE NE.«

»Hallo! Haben Sie Lust, heute mal etwas zu singen?«

Die Antwort können Sie sich ja denken. Wir fangen ganz profan an. Ich frage Frau A., was ihr Mann gerne hört und so werden es die Beatles, die wir wochenlang trällern. »Let it be« wird unser Lieblingslied.

»Frau Sandner, ich habe hier mal was vorbereitet!«

Mit diesen Worten empfängt mich Frau A. eines wunderschönen Morgens und rückt mir einen Zettel mit einem Text in die Hand.

»Griechischer Wein« steht da drauf. Udo Jürgens. Ernsthaft?

»Den lieben wir beide, das wäre so schön! Beatles kann ich langsam nicht mehr hören.«

Und so legen wir los. »Griechischer Wein« bis zum Abwinken. Aber die beiden schauen sich dabei so verliebt an, dass mir ein Kloß im Hals wächst.

Und als Frau A. zu weinen beginnt, muss auch ich schluchzen.

Manchmal ist mein Beruf doch nicht der schlechteste.

Übrigens ist mir »Griechischer Wein« jedes Mal als Ohrwurm im Gehör geblieben, ich habe ihn sogar unbewusst gesungen.

Meine Kollegin weiß dann schon immer:

»Sag nichts, du warst bei Familie A.«

Und damit schließt sich der Kreis. Dieses Buch endet da, wo es begonnen hat: Bei der Musik. Und falls es Ihnen gefallen haben sollte, empfehle ich:

»Hauen Sie sich auf die Flöte und singen Sie!«

Über die Autorin

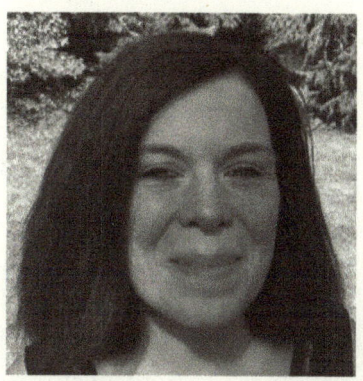

Carolin Sandner, geb. 1974 in Emmerich, ist im Hauptberuf Logopädin. Sie lebt mit ihrer Familie an der holländischen Grenze und publiziert seit 2018. Sie hat mehrere Lyrik- und Kurzgeschichtenwettbewerbe gewonnen und schreibt nach einer Mystery-Romanreihe nun an ihrem dritten Sachbuch.

Ebenfalls im Charles Verlag erschienen:

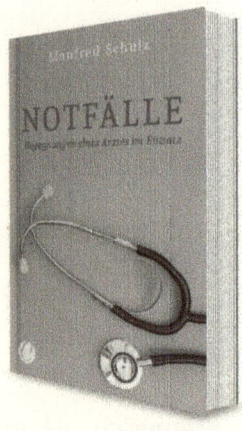

Manfred Schulz

Notfälle

Begegnungen eines Arztes
im Einsatz

ISBN: 978-3-948486-07-5
14,00 €
128 Seiten
Hardcover

Notfallbesuch eines Arztes im Gefängnis, im Luxus-
hotel, im Bordell und in den unterschiedlichsten
Wohnungen der Stadt. Alle, die besucht werden, sind
krank, sonst hätten sie keinen Arzt gerufen. Sie alle
haben aber auch ihre eigene Geschichte.

Bei einer Abschiedsfeier verliert ein Mann die
Kontrolle. Prostituierte diskutieren über Gesetzes-
lücken. Eltern verstecken sich vor dem eigenen Sohn
in der Garage. Die alte Dame wird von ihrem ver-
heirateten Liebhaber versetzt und findet einen Aus-
weg. Hinter der biederen Hausfrau verbirgt sich eine
Künstlerin.

Die Situationen, in die der Autor hineingerät, sind
so faszinierend, so tragisch, so berührend, dass er sie
aufschreiben musste.